Jerónimo García Fernández

Borja Sañudo Corrales

(Coords.)

DIRECCIÓN E INNOVACIÓN EN LA INDUSTRIA DEL FITNESS

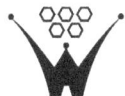

WANCEULEN

EDITORIAL DEPORTIVA

Título: DIRECCIÓN E INNOVACIÓN EN LA INDUSTRIA DEL FITNESS

Autores: JERÓNIMO GARCÍA FERNÁNDEZ Y BORJA SAÑUDO CORRALES (COORDINADORES);
               LEONOR GALLARDO GUERRERO; ALFREDO BASTIDA CARO; FERNANDO MARTÍN RIVERA;
               AINARA BERNAL GARCÍA; JERÓNIMO GARCÍA FERNÁNDEZ; DAVID MARTÍN RUIZ;
               ALEX ARMERO CAMPOS; ÓSCAR DURÁN GUTIÉRREZ; MANEL VALCARCE TORRENTE;
               VIRGINIA SERRANO GÓMEZ; VICENTE GAMBAU I PINASA; GABRIEL CEPEDA CARRIÓN;
               ROSARIO TEVA VILLÉN; ALBERTO NUVIALA NUVIALA; FERRÁN CALABUIG MORENO;
               JUAN NÚÑEZ POMAR.

Editorial: WANCEULEN EDITORIAL DEPORTIVA, S.L.
               C/ Cristo del Desamparo y Abandono, 56 41006 SEVILLA
               Tlfs 954656661 y 954921511 - Fax: 954921059
               www.wanceulen.com   infoeditorial@wanceulen.com

I.S.B.N.:   978-84-9993-221-7
Dep. Legal:
©Copyright: WANCEULEN EDITORIAL DEPORTIVA, S.L.
Primera Edición: Año 2011
Impreso en España: Publidisa

Imagen de la portada:
sala de Fitness del SADUS (Servicio de Actividades Deportivas de la Universidad de Sevilla)

ÍNDICE

AUTORES

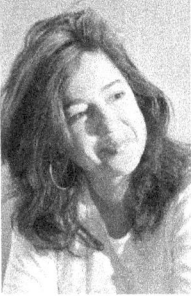

Dra. Dña. Leonor Gallardo Guerrero
Profesora Titular de la Universidad de Castilla-la Mancha. Directora del Grupo de Investigación "IGOID" centrado en la gestión de organizaciones e instalaciones deportivas. Ha publicado 22 libros y es autora de decenas de artículos nacionales e internacionales.

Universidad de Castilla-La Mancha.
Paseo Pintor Rosales, nº 2, 5- 28008, Madrid
Tfno: 659 55 41 08. Email: leonor.gallardo@uclm.es

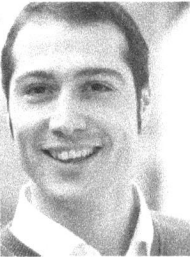

D. Alfredo Bastida Caro
Licenciado en Ciencias de la Actividad Física y Deporte. Máster en Dirección de Organizaciones e Instalaciones Deportivas. Máster en Dirección y Gestión de Instalaciones Deportivas, Piscinas y Zonas de Agua. Experto en Programación Neurolingüística. Coach personal. Director Técnico Tiempo d soluciones creativas. Coach profesional especializado en el sector del fitness y la salud en www.fitnesscoaching.es Co-creador del programa formativo para el emprendimiento de entrenadores personales Vivir del entrenamiento personal (curso reconocido por ACSM y NSCA). Presidente Asociación Española de Coaching deportivo (AECODE). Profesor en el Máster en Dirección de organizaciones e Instalaciones Deportivas. Profesor en el Curso de experto en Coaching deportivo.

TiempoD Soluciones Creativas S.L. Avd. M/-40 nº 11, 1º desp 24
28925, Alcorcón (Madrid). Tfno: 911 12 49 76. Email: abastida@tiempod.es

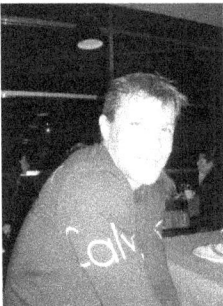

D. Fernando Martín Rivera
Licenciado en Ciencias de la Actividad Física y del Deporte. Máster en Gestión del Deporte. Máster en Cineantropometría y Nutrición. Máster en Investigación e Intervención en Ciencias de la Actividad Física y el Deporte. Gestor deportivo desde 1995.

Progresa Consultoría. C/ Martí Grajales n3 pta. 2
46011, Valencia. Tfno: 673 02 75 07
Email: f_martin_r@yahoo.es

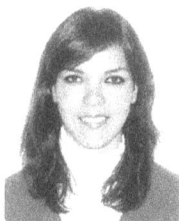

Dña. Ainara Bernal García
Licenciada en Ciencias de la Actividad Física y el Deporte. Responsable de Atención al Cliente y Marketing en los Centros Deportivos Galisport. Profesora del Departamento de Educación Física y Deporte de la Universidad de Sevilla.

Centros Deportivos Galisport.
C/ Cardenal Bueno Monreal, s/n. 41013, Sevilla
Tfno: 954 29 65 55. Email: abernal1@us.es

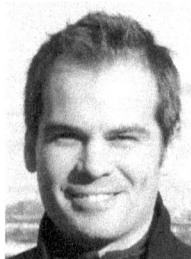

D. Jerónimo García Fernández
Licenciado en Ciencias de la Actividad Física y del Deporte en la Universidad Europea de Madrid. Máster en Actividad Física y Calidad de Vida en personas mayores. Experto en Gestión de Instalaciones Deportivas. Profesor del Departamento de Educación física y Deporte de la Universidad de Sevilla. Ha trabajado en organizaciones de fitness dirigiendo programas de marketing y planificando actividades deportivas, donde actualmente colabora con algunas instalaciones como apoyo en la organización.

Departamento de Educación Física y Deporte. Universidad de Sevilla
C/ Pirotecnia, s/n. 41013, Sevilla. Tfno: 955 42 04 74. Email: jeronimo@us.es

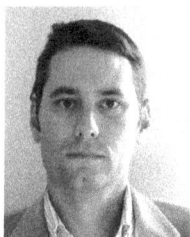

Dr. D. David Martín Ruiz
Licenciado en Administración de Empresas en la Universidad de Sevilla y doctor en el Departamento de Organización de Empresas y Marketing. Ha publicado varios artículos en las revistas de mayor impacto internacional cuyo tema principal es el área de servicios y marketing relacional. Como profesor, tiene doce años de experiencia en la Universidad de Sevilla, donde ha impartido cursos en marketing estratégico y marketing turístico.

Departamento de Administración de Empresas y Marketing. Universidad de Sevilla. Avd. Ramón y Cajal, 1. 41018, Sevilla. Tfno: 954 55 61 33. Email: dmartin@us.es

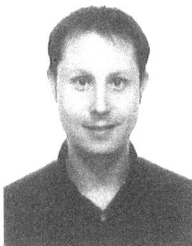

D. Alex Armero Campos

Licenciado en Derecho por la Universidad de Barcelona. Máster en Dirección de RR.HH. en ESERP. Director del Departamento de Personas de Duet Sports. Profesor del Máster de Dirección y Gestión del Deporte (Universidad Pompeu Fabra).

DUET SPORTS. Director del Departamento de Personas
c/ Alegría, 17-21 . 08950, Esplugues de Llobregat (Barcelona).
Tfno: 932 00 05 64.
Email: alex.armero@duetsports.com / alex.armeroc@gmail.com

D. Óscar Durán Gutiérrez

Licenciado en Educación Física por el INEFC – Barcelona. Profesor del Máster de Dirección y Gestión del Deporte en la Universidad Pompeu Fabra. Actualmente es el Director de Operaciones de Duet Sports.

DUET SPORTS. C/ Alegría, 17 -21
08940, Esplugues de Llobregat (Barcelona)
Tfno: 932 00 05 64.
Email: oscar.duran@wanadoo.es / oscar.duran@duetsports.com

D. Manel Valcarce Torrente

Licenciado en Ciencias de la Actividad Física y el Deporte (INEF Lleida). Especialidad en Gestión Deportiva. Colegiado Nº 8709. Diplomado en Ciencias Empresariales por la Facultad de Economía UdL. Master en Administración y Dirección del Deporte (IUOCD-COE). Director Gerente de Valgo Investment. Gerente del Consejo General de Colegios Oficiales de Licenciados en EF y CAFD.

Valgo Investment. C/ Indulgencia, 12. Local. . 28027 MADRID.
Tfno: 666 40 46 56. Email: manelv@valgo.es

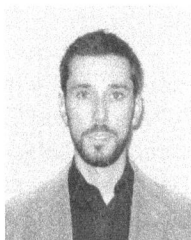

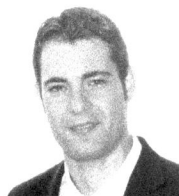

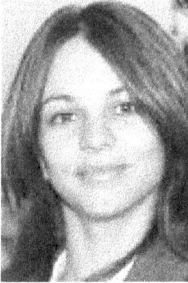

Dña. Virginia Serrano Gómez

Doctoranda y Licenciada en Ciencias de la Actividad Física y del Deporte (UDC). Máster en Gestión de Campos de Golf (UEM). Experta Universitaria en Dirección Integrada de Proyectos para Ocio y Deporte (UDC). Profesora colaboradora (UDC y Universidad de Vigo). Directiva de AGAXEDE. Directora de Health Center & Personal Training ML (A Coruña). Subcampeona del Mundo de Fitness Atlético (IFBB).

Facultad de Ciencias del Deporte y la Educación Física. .
Universidad de A Coruña.. Avda. Ernesto Che Guevara, 121 - Pazos - Liáns
Email: virginia.serrano@udc.es

Dr. D. Vicente Gambau i Pinasa

Profesor Titular de la Facultad de Ciencias del Deporte y la Educación Física (Universidad de A Coruña). Máster en Dirección y Gestión Deportiva. Experto Universitario en Dirección Integrada de Proyectos de Ocio y Deporte. Project Management Professional. Director del Observatorio de Gestión y Marketing deportivo de Galicia - DOGMA. Presidente del Colef Galicia.

Universidad de A Coruña. Avda. Ernesto Ché Guevara 121.
15993, Oleiros (La Coruña). Tfno: 981 16 70 00 Ext 4052
Email: gambau@udc.es

Dr. D. Gabriel Cepeda Carrión

Doctor en Administración y Dirección de Empresas, Profesor Titular de Universidad donde imparte la asignatura de Organización y Dirección de Empresas Deportivas en las Licenciatura y el Grado de Ciencias de la Actividad Física y del Deporte desde el año 2005. Ha publicado diversos artículos y libros sobre gestión deportiva.

Departamento de Administración de Empresas y Marketing
Universidad de Sevilla. Avda. Ramón y Cajal, 1. 41018 Sevilla
Tfno: 954554433, Fax: 954556989. Email: gabi@us.es

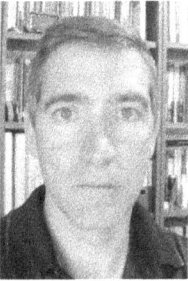

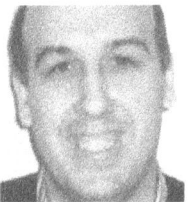

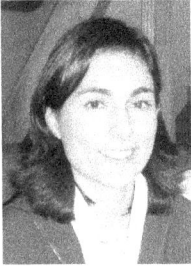

Dña. Rosario Teva Villén
Máster en Gestión de Empresas de Ocio y Licenciada en Ciencias de la Actividad Física y del Deporte. Responsable del área de actividades del SADUS (Universidad de Sevilla). Profesora asociada en la Universidad Pablo de Olavide de Sevilla. Promotora de Consultores y Gestores del Deporte S.L. Codirectora del Máster en Dirección Técnica de Actividades e Instalaciones Deportivas y ponente en diferentes cursos relacionados con la gestión del deporte.

Universidad de Sevilla. Avda. de Dinamarca s/n. . 41012, Sevilla
Tfno: 954 48 77 22. Email: rteva@us.es

Dr. D. Alberto Nuviala Nuviala
Profesor Titular de Universidad, codirige el Máster en Dirección Técnica de Actividades e Instalaciones Deportivas, imparte varias asignaturas relacionadas con la dirección y gestión deportiva y ha publicado varios artículos sobre calidad percibida y satisfacción de usuarios de organizaciones deportivas en revistas de reconocido prestigio.

Universidad Pablo de Olavide de Sevilla. Carretera de Utrera km. 1
41013, Sevilla. Tfno: 954 97 75 87. Email: anuvnuv@upo.es

Dr. D. Ferrán Calabuig Moreno
Doctor en Educación Física. Master en Gestión del Deporte. Profesor de la Facultat de Ciències de l'Activitat Física i l'Esport. Profesor en diversos másteres de gestión del deporte.

Universitat de València. C/Gascó Oliag, 3. 46010 Valencia.
Tfno: 963 98 37 07. Email: ferran.calabuig@uv.es

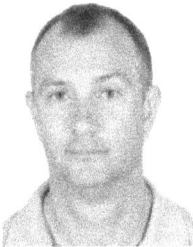

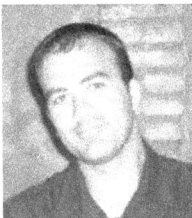

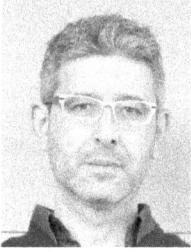

Dr. D. Juan Núñez Pomar

Doctor en Ciencias de la AAFF y el Deporte por la Universidad de Valencia. Jefe de Sección de Deportes Ayuntamiento de Paterna. Profesor Asociado Universitat de València. Evaluador nivel acreditado de EFQM.

Universitat de València. C/Gascó Oliag, 3. 46010 Valencia
Tfno: 963 98 33 07. Email: juan.nunez@uv.es

INTRODUCCIÓN

La industria del fitness es en la actualidad uno de los sectores con mayor crecimiento en el ámbito deportivo ya que, cada vez más, la sociedad demanda servicios de ocio no vinculados a la competitividad y al alto rendimiento. En este sentido, es necesario que las personas que dirijan y organicen dichos servicios deportivos estén formadas en aspectos de gestión y marketing de empresas, pues el éxito de las organizaciones, pasa por una correcta gestión de los recursos, lo cual incidirá en una innovación de sus servicios.

Así pues, este libro tiene por objetivo concienciar al lector de la necesidad de una correcta gestión de los recursos humanos, donde el conocimiento de éstos se hace indispensable para la buena consecución de los objetivos empresariales. Igualmente, es necesario que en tiempos donde optimizar los recursos se antepone a cualquier necesidad, la organización establezca y adapte los puestos de trabajo a través de un eficiente liderazgo, a través del cual el gerente pueda conseguir lo mejor de cada puesto y persona. Precisamente una correcta gestión de las personas incidirá directamente en una mayor fidelización de los clientes donde, al igual que se realizan estrategias y programas de retención de usuarios, la organización deberá establecer propuestas de fidelización de su cliente interno. En este sentido, tener conciencia de conceptos como valor y satisfacción, repercutirá en que el director pueda tener una visión más amplia de lo que supone la fidelización para la organización.

Por último y no por ello menos importante, se describen cuáles son las competencias que debe desarrollar un gerente en este tipo de organizaciones, y cómo debe organizar su tiempo para optimizar su trabajo. Así pues, conocer herramientas como el cuadro de mandos integral o la gestión de la calidad, ayudará a que la empresa pueda desenvolverse y conseguir ser más competitiva en el difícil mercado actual.

Módulo I

GESTIÓN DE RECURSOS HUMANOS EN ENTORNOS CAMBIANTES

Capítulo 1

APLICACIÓN DE HABILIDADES DE LIDERAZGO EN LA DIRECCIÓN DEPORTIVA

Leonor Gallardo Guerrero

"Éstos son mis principios. Si no le gustan, tengo otros"
Groucho Marx

LA DIRECCIÓN DEPORTIVA

La dirección deportiva ha ido adquiriendo mayor protagonismo en el desarrollo y progreso de las organizaciones deportivas, sobre todo por mejorar la eficacia en todas aquellas tareas que conforman la profesión del gestor deportivo. Por lo tanto, el gestor deportivo es el líder del equipo en la dirección de una organización.

El gestor, con su rol directivo debe ser líder, enlace, comunicador y negociador en el crucial proceso de la dirección y gestión. Éste debe trabajar para crear un proyecto de gestión adecuado a la realidad de cada organización.

Debe ejercer de guía para todo el grupo, por lo que ha de desplegar un liderazgo influyente. Según Cubeiro y Gallardo (2008), cuando un equipo se lidera eficazmente, el líder "in-fluye", consigue que los miembros del equipo fluyan de manera natural. Y la organización "con-fluye" en torno a una estrategia, una cultura y unos valores.

Pero no hay líder sin equipo ni equipo sin líder, ¿cómo se manifiesta ese liderazgo? El liderazgo se relaciona con la capacidad de influir en las personas para que trabajen con entusiasmo en la consecución de los objetivos comunes.

Siguiendo a José Antonio Marina, un buen líder debe tener "una personalidad con recursos". Pero muchas veces, no sabemos ¿quién puede tener las habilidades para liderar? La personalidad "recibida" es la innata, la determinada genéticamente, que incluye el temperamento (la forma de responder afectivamente a la realidad que nos rodea). La personalidad "aprendida" es el conjunto de hábitos y creencias que configuran nuestro carácter.

¿Cuáles son los recursos de qué disponemos en momentos tan complicados en los que nos toca gestionar? "Son nuestro capital personal, y hay muchos: la idea que tenemos de nosotros mismos y de nuestra eficacia para superar las dificultades; el ánimo optimista o pesimista; la valentía y la resistencia para superar el esfuerzo; la capacidad para disfrutar; la conciencia de nuestra dignidad y de la necesidad de defenderla; la posibilidad de mantener relaciones afectivas sanas, profundas y satisfactorias; el sentido del humor; la sensibilidad poética para captar los pequeños tesoros que nos rodean; la resiliencia, que es la facultad de soportar las frustraciones y recuperarse con rapidez y la esperanza.

El Liderazgo está transformándose radicalmente. La idea que tenemos del líder como aquel que asume el mando, que toma todas las decisiones, que mantiene la calma a pesar de las adversidades, está cambiando en un mundo en el que el talento es más escaso que el capital. En un entorno cada vez más global, más competitivo, más acelerado, más desarrollado tecnológicamente, el líder de éxito, el verdaderamente imprescindible, ya no es quien hace de cuello de botella, sino el líder-coach, la persona que es capaz de hacer crecer personal y profesionalmente a cada uno de sus colaboradores, de forma que se sientan responsables, den lo mejor de sí mismos y asuman el liderazgo compartido. Se trata de generar un estado de ánimo en el que cada uno de los integrantes del equipo se desarrolle al máximo y eleven su capacidad y su compromiso.

LAS CUALIDADES DEL LÍDER

Cubeiro y Gallardo (2010), analizan y repasan las diez cualidades del líder-coach que podemos aplicar al liderazgo en una organización deportiva:

1. Saber mandar y decidir.
2. Autoridad moral y credibilidad.
3. Escuchar con atención.
4. Serenidad.
5. Humanidad.
6. Anticipar el éxito.
7. Prescindir de los perjudiciales.

8. Poner el foco en el "cliente".
9. Motivar.
10. Ecuanimidad.

Saber mandar y decidir

Cuando se trata el tema del Liderazgo efectivo, suele olvidarse que saber mandar es una parte muy importante del Liderazgo. Si un líder no analiza correctamente la situación, no decide convenientemente, no da las instrucciones adecuadas, podemos olvidarnos de conseguir los resultados que el equipo busca. Para liderar eficazmente, se han de combinar simultáneamente la orientación a la tarea (hacer lo que hay que hacer) con la orientación a las personas (conseguir que los integrantes del equipo den lo mejor de sí mismos).

Autoridad moral, Credibilidad

En estos tiempos difíciles de crisis de valores, la credibilidad es uno de los activos (intangibles) más valiosos para las organizaciones y las personas. La credibilidad se define como la característica de lo que es creíble o aceptable, por tanto de lo que nos creemos, de lo que tenemos por cierto, de lo que nos merece confianza.

Escuchar con atención

La escucha es estratégica. Sin embargo, para las personas y las organizaciones, escuchar con verdadera atención es algo que cuesta mucho.

Serenidad

En tiempos tan estresantes como los actuales, la serenidad (la aceptación) es un valor al alza. Se trata de no perder la cabeza cuando lo más fácil sería manifestar la ira.

Humanidad

La humanidad es una virtud o un conjunto de fortalezas, entre ellas el cariño o amor, la generosidad o amabilidad y la inteligencia social. Ya Confucio creía que la base moral del orden social debía basarse en la principal virtud del humanitarismo o la humanidad. Quizá la definición más simple que da Confucio es que la humanidad consiste en "amar a la gente". De los tiempos de Confucio es la regla de oro: trata a los demás como te gustaría que ellos te trataran a sí. El concepto confuciano de 'jen' es tanto amor como altruismo.

Anticipar el éxito

El éxito de aquellos que tienen sueños, les dan forma y van a por ellos. La visión de futuro es condición necesaria, pero no suficiente. Como dijo en su día Joel Barrer, otro experto en motivación, "Una visión de futuro sin acción es simplemente un sueño. Una acción sin visión de futuro carece de sentido. Una visión de futuro puesta en práctica puede cambiar el mundo".

Prescindir de los perjudiciales

Un directivo tóxico es un jefe inaguantable por sus colaboradores. Es realmente nocivo para la salud mental y física. Según el psicólogo británico George Fieldman, "se ha constatado un aumento de la presión arterial estadística y clínicamente significativo en aquellos empleados que tenían que aguantar a un jefe que no les gustaba". Esta hipertensión provocada por un jefe puede elevar el riesgo de enfermedades cardiacas en un 16% y la posibilidad de sufrir un infarto hasta en un 33%, lo que reduce la esperanza de vida en unos diez años.

Poner el foco en el "cliente"

Todas las organizaciones deportivas deben estar centradas en conocer quién es su cliente. Para ello, saber cuál es su preferencia, conocer sus gustos, etc. El gestor debe utilizar todas las herramientas y técnicas a su alcance para conocer y gestionar adecuadamente.

Canalizar las emociones

Los expertos en Inteligencia Emocional definen las emociones como un circuito abierto donde la estabilidad emocional depende en parte de las relaciones que establecemos con los demás, a diferencia del resto de los sistemas de cuerpo humano (circulatorio, respiratorio) que son un circuito cerrado; por ello la importancia determinante del líder, de sus acciones y de cómo influyen éstas en la organización. Este circuito abierto (doble bucle) facilita el 'contagio' de las emociones, pudiendo afectar de esta forma el líder (consciente o inconscientemente), el clima emocional de toda una empresa. Los estudios realizados demuestran que tanto la alegría como la cordialidad se transmiten más rápidamente que la irritabilidad y la depresión, y además que el estado de ánimo determina en casi el 50% la eficacia laboral. "Los líderes emocionales se convierten en atractores límbicos que ejercen una gran influencia sobre el cerebro emocional de sus seguidores".

Ecuanimidad. Ni filias ni fobias

Entre los "pecados capitales" de los jefes suele estar el de caer en las filias y fobias, en las preferencias, en los favoritismos. Cuando el líder trabaja en función del mérito, las cosas funcionan. Sin embargo, lo más común es dejarse llevar por determinadas percepciones y dar un trato diferente a unos y a otros.

EL MAL JEFE

Y por otro lado según Farache (2008) destacaba hasta diez pecados capitales de los jefes que había tenido a lo largo de décadas, que es lo que nunca deberíamos hacer, para llevar al éxito a las organizaciones:

1. El jefe no decide, no manda.
2. El jefe manda, pero no lidera.
3. El jefe es un prepotente (lo cual, a menudo, coincide con que el jefe no es muy educado, no es un muy humano o no es muy honrado).
4. Oír pero no escuchar.
5. El jefe pierde su propio control.
6. El jefe es resultadista (antepone el resultado a hacer las cosas bien).
7. El jefe no despide a los empleados o directivos perjudiciales (o directivos C).
8. El jefe no piensa primero en los clientes.
9. El jefe tiene miedo. O el jefe divide (... y perderá).
10. El jefe es injusto.

Por ello, si queremos gestionar organizaciones deportivas para el éxito, en la vida, como en el deporte, el éxito no llega por casualidad, por lo que la organización debe asumir los siguientes principios:

- *Apostar por el Talento*. Por la calidad individual y colectiva de sus trabajadores.
- *Favorecer el Compromiso*: Se trata de poner toda la carne en el asador, canalizar la energía en un proyecto ilusionante.

- *Un modelo claro y coherente*. Cuál es su forma de hacer las cosas. No hay diferencia entre lo que proclama, cómo actúa y lo que consigue.

- *Equipo, equipo y equipo*. Un Equipo es un grupo de profesionales que genera sinergias, resultados por encima de lo que lograría cada uno por separado.

¿CÓMO SE GESTIONA UNA ORGANIZACIÓN DEPORTIVA PARA EL ÉXITO?

Para que una empresa consiga el éxito, es *imprescindible contar con cinco E:*

- Una **E**strategia (bien diseñada y ejecutada con eficacia) que plasme un sueño, un anhelo, una sana ambición.

- Un **E**quipo, que comparta la visión, la misión y los valores colectivos, que se enriquezca desde la diversidad y que mejore continuamente desde la confianza mutua y el compromiso.

- Una serie de **E**mociones, adecuadamente canalizadas, para aspirar al éxito y superar los fracasos sin perder el entusiasmo.

- El **E**mpeño (tenacidad, perseverancia, capacidad de sacrificio) para abuzar hacia la meta.

- **E**quilibrio entre el posicionamiento y la agilidad, entre la flexibilidad y la claridad de ideas, entre la acción y la reflexión.

Estrategia: No basta con ganar, hay que perseguir un sueño

> *"Sea lo que sea lo que sueñas hacer, empiézalo.*
> *La audacia contiene grandes dosis de energía"*
>
> *Goethe*

Algunas de las cualidades (competencias, en el lenguaje técnico del talento) que definen a las personas que persiguen un ideal son:

1. Confianza en uno mismo: las personas que persiguen un ideal son emprendedores y capaces de asumir decisiones importantes a pesar de la incertidumbre y las presiones.

2. Confiabilidad: adoptan posturas firmes y fundamentadas en sus principios aunque resulten impopulares.

3. Integridad: cumplen sus compromisos y sus promesas.

4. Iniciativa: Movilizan a otros a emprender esfuerzos desacostumbrados.

5. Optimismo: Operan más desde la expectativa del éxito que desde el miedo al fracaso.

6. Gestión del cambio: Promueven y dinamizan el cambio y consiguen que otros hagan lo mismo. Modelan y dirigen el cambio de los demás.

7. Colaboración y cooperación: Consolidan la identidad grupal, el espíritu de equipo, el compromiso y el entusiasmo en un clima de amistad y cooperación. Cuidan al grupo y su reputación, y comparten los méritos.

8. Liderazgo: articulan y estimulan el entusiasmo por las perspectivas de futuro y consiguen el compromiso de los demás con los objetivos compartidos.

9. Visión global e integradora: son capaces de crear nuevos conceptos.

Algunos consejos a seguir a la hora de perseguir un ideal

- Conocer las necesidades del cliente externo como medio para definir ideales que puedan dar respuesta a algunas de sus necesidades.

- Conocer las necesidades de los clientes internos, para comunicar claramente en qué medida el ideal a perseguir podrá dar respuesta a las mismas.

- Buscar grupos de poder que se encuentren identificados con ideal que pretendemos alcanzar y aquellos que sean reacios al mismo.

- Actuar con flexeverancia, perseverar en la consecución del ideal de forma flexible de tal modo que no se convierta en una obsesión inalcanzable.

- Fomentar el desarrollo de una visión común como medio para aunar fuerzas en una misma dirección.

- Establecer las prioridades de actuación que nos facilitarán la consecución del objetivo que nos hemos planteado.

- Comunicar de forma clara y continua el ideal a conseguir, de tal modo que sea entendido por todas y cada una de las personas implicadas en su consecución y de que conozcan los beneficios que dicha consecución les aportará.

- Unir la misión del equipo con la de la organización, para que todos andemos por el mismo camino.

- Conseguir el apoyo de los demás. Para ello es vital conseguir victorias rápidas ("quick–wins") para que todo el mundo "se suba al carro".

Principales causas por las que los ideales pueden no alcanzarse

- Las propias actitudes. Existen cierto tipo de actitudes que dificultan la consecución de un ideal.

- Temor al fracaso. Operar desde el miedo al fracaso en lugar desde la perspectiva de éxito genera que la mayor parte de las personas no alcancen el ideal que se han planteado.

- No implicación o responsabilizar a otros. Sólo el diez por ciento de las estrategias que se plantean para la consecución del ideal se implantan debido a la poca implicación de las personas que la ejecutan.

- No medir el grado de avance o el ajuste. Necesitamos continuamente disponer de indicadores que nos permitan medir como está siendo el grado de ajuste y el avance en la consecución del ideal.

- No querer salir de la zona de confort, es decir, ejercer resistencia al cambio.

Equipo: El triunfo colectivo sabe mejor

Los expertos han calculado que pasamos más del 85% de nuestro tiempo trabajando en equipo y no en solitario. Sin embargo, el esfuerzo notable de los buenos entrenadores para convertir un grupo de personas en un auténtico equipo no suele verse de forma similar en las organizaciones empresariales. De hecho, la mayor parte de las compañías actúan como si un equipo ganador se pudiera improvisar.

Estos factores crean una cultura y un clima en la compañía que son muy importantes pero que no son suficientes. Además, es necesario tener unas herramientas que lo sustenten. Para ello es fundamental contar con unas políticas de recursos humanos poderosas.

Un equipo de VERDAD se compone de:

- Visión compartida,
- un Enfoque profesional de análisis y toma de decisiones,
- roles complementarios,
- desarrollo de la confianza y del compromiso,
- aprendizaje y,
- dinamismo del entorno (analizarlo convenientemente).

Un equipo debe llevar su propia "mochila", en la que se incluyan la visión, misión y valores, un mapa de la diversidad del equipo, sus reglas de compromiso, un plan de acción, la evaluación y mejora continua. Debe tener identidad propia y estar presidido por un estado de ánimo especial.

Emociones: Canalizarlas, no eliminarlas

Creemos más bien que es el individuo en organizaciones humanistas, la fórmula que mejor puede ayudar a que las personas sean más felices. Una empresa ética, que asuma como uno de sus valores supremos la integridad (y no maximizar el beneficio de cualquier forma), que genere una cultura de compromiso, que proponga retos ilusionantes y en la que sus profesionales puedan dar lo mejor de sí mismos, implicándose entre ellos.

Una empresa que fomente el talento como disfrute, como dedicación y como dominio, aprovechando la diversidad. Una empresa en la que impere la tolerancia, con un clima de satisfacción, rendimiento y desarrollo. Una empresa de exigencia desde la dignidad y el respeto a las personas, desde la cercanía. Una empresa de la que se sientan sanamente orgullosos sus clientes, sus accionistas, sus empleados y la sociedad en su conjunto.

Sabemos que debe hacer y qué debe evitar el/la líder en este siglo XXI. ¿Y qué debe llevar? El Liderazgo de nuestros días requiere un equipamiento completo que incluye:

- Un proyecto personal, de equipo y de empresa. Somos seres necesitados de proyecto. Sin ese plan, sin esa estrategia, sin la capacidad de ejecutarla, el liderazgo queda en nada.

- Ilusión, que es la esperanza cuyo cumplimiento resulta especialmente atractivo. Es líder quien es capaz de ilusionar.

- Disfrute. Sólo quien disfruta aprovecha su talento.

- Escucha y emisión de mensajes: la comunicación en los dos sentidos.

- Reflexión: el/la líder ha de dedicar tiempo a pensar dónde está y a dónde quiere llegar.

- Flexibilidad: Valores innegociables y ser flexible en todo lo demás. La mente y el espíritu, tanto como el cuerpo, necesitan "stretching".

Empeño: Aprovechar el potencial

Al analizar el porqué de su éxito, el éxito está en la estrategia (ambición, visión, planificación, proyecto), de emociones (optimismo, pasión ilusión, entusiasmo), del equipo y cómo no del esfuerzo (voluntad, tenacidad, perseverancia, tozudez, no rendirse, asumir riesgos y fracasos, resistencia física, tener fe, sacrificio).

Equilibrio: superar las contradicciones

La clave de las empresas ganadoras y de las personas ganadoras es el equilibrio.

¿Cómo generar Valores en las empresas?

Los valores se diferencian de las valoraciones en que éstas son subjetivas y aquéllos claramente objetivos; se diferencian de los gustos o preferencias en que los valores no nos dejan indiferentes; son normativos (nos dicen cómo hemos de comportarnos) y han de servirnos para ser mejores.

Hay, sin duda, una jerarquía de valores: no todos los valores "valen" lo mismo para generar valor en lo que queremos (son las tres acepciones de valor: como creencia, como valentía, como aportación). Vivir de acuerdo con los que uno se marca no es tarea fácil en absoluto, porque cada ser humano tiene sus propias querencias, sufre tentaciones de todo tipo y puede convertir sus fortalezas, si las lleva al exceso, a obsesiones y compulsiones. Ni que decir tiene que los valores se sustancian no en lo que decimos, sino en lo que hacemos. No en el discurso, sino en la acción.

BIBLIOGRAFÍA

- Cubeiro, J.C. y Gallardo, L. (2008). *Liderazgo en el Deporte, Liderazgo en la Empresa*. Madrid: LID.
- Cubeiro, J. C. y Gallardo, L. (2010). *Mourinho versus Guardiola*. Barcelona: Alienta.
- Farache, L. (2008). *Los diez pecados capitales del jefe*. Barcelona: Urano.

Capítulo 2

COACHING APLICADO EN TÉCNICOS DEPORTIVOS

Alfredo Bastida Caro

INTRODUCCIÓN

Las empresas del siglo XXI a diferencia de sus antecesoras, se van a centrar en un factor capital para la productividad, que hasta ahora en nuestro sector había sido minusvalorado: las personas. *PNL para líderes (García, 2009)*

Actualmente los centros deportivos cada vez se preocupan más de contratar a profesionales cualificados, siendo conscientes, que serán ellos los encargados de marcar la diferencia, aun así, en este ámbito nos queda un largo recorrido.

Existen diferentes clases de coaching, pero se trata de habilidades muy similares aplicadas a diferentes áreas. Un coach puede especializarse, de hecho en el mercado competitivo que nos encontramos es recomendable hacerlo, pero es muy habitual que todas las áreas de la persona se superpongan, será difícil llevar a cabo un proceso de coaching personal sin tener en cuenta el trabajo de la persona y como este le afecta, o trabajar con deportistas en un proceso de coaching deportivo pasando por alto su estado físico, su situación personal y sus relaciones sociales.

El coaching es una herramienta que las empresas y las personas que las componen, pueden utilizar para salvar sus debilidades, potenciar sus capacidades y mediante un plan de acción detallado y consensuado, conseguir sus objetivos personales, empresariales y deportivos.

Al hablar de coaching en las organizaciones inevitablemente hay que hablar de la rentabilidad de su aplicación valorando el aumento de los ingresos producidos, mejoras de productividad, reducción de la rotación de los componentes de los equipos, orientación al cliente, relaciones con compañeros y colaboradores así como mejoras en el liderazgo.

El coaching favorecerá el desarrollo de las empresas del sector del fitness ya que catalizará positivamente para que puedan crecer en una atmosfera adecuada donde:

- Las personas se impliquen.
- Asuman la responsabilidad que les sea asignada y aumente el compromiso.
- Se comprometan con el proyecto a corto y a largo plazo.
- Sientan que pueden crecer personal y profesionalmente en la organización.
- Sean productivas y comunicativas.
- Se sientan reconocidas y respetadas y se fidelicen con la organización.
- El propósito del coaching es ayudar a los profesionales principalmente en las siguientes cinco situaciones:

    1. Desarrollar su potencial y su carrera o adaptarse a un nuevo rol, no es raro es nuestro sector que haya una promoción interna y que un monitor promocione a coordinador o director técnico por su buen hacer en este área, no teniendo en todas las ocasiones las habilidades o competencias necesarias para ese puesto. Esto puede desembocar en una incapacidad para asumir su nuevo rol no siendo asumido correctamente por el mismo o por sus compañeros.

    2. Adaptarse a nuevas realidades, a nuevas tendencias y/o demandas del sector, así como a los cambios de la propia empresa debidos a ajustes de la organización o modificaciones culturales.

    3. Mejorar su contribución, mejorar la motivación, mejorar el desempeño para lograr sus objetivos. Mejorar un problema de desempeño o motivación, así como cualquier situación problemática. La motivación en el trabajo no es estar contento, sino es, tener motivos.

    4. Alinearse con la empresa, teniendo en cuenta la misión, visión y valores, así como la cultura y la estrategia corporativa

para conseguir los objetivos. Estos aspectos deben ser compartidos por los componentes de los equipos para conseguir un rendimiento excelente.

5. Promover el compromiso, los trabajadores más motivados, alcanzan mayor desempeño, se sienten más satisfechos y disfrutan más de lo que hacen. *Según Global Worforce study, Torres Watson*, solo el 19% de los empleados en España está totalmente comprometido con su empresa, porque solo el 28% de los trabajadores tiene una percepción positiva de la accesibilidad, la honestidad y la cercanía de sus directivos.

HABILIDADES DE COMUNICACIÓN COMO BASE EN TODO PROCESO DE COACHING

Vivimos en un entorno principalmente social, nuestra vida suele transcurrir en contacto con otras personas, en casa con la familia, en el trabajo con los compañeros o en los momentos de ocio, estamos rodeados de personas que tiene su forma propia de ver la vida, emociones, pensamientos, sentimientos y deseos que en ocasiones nada tienen que ver o incluso son opuestos a los nuestros.

Identificar en cada interacción y de una forma natural que es lo que sienten los demás, que esperan de nosotros y cómo, lo que hacemos y decimos mueven sus sentimientos es todo un arte, es la empatía. La Real Academia de la Lengua Española la define como capacidad de identificarse con alguien y compartir sus sentimientos.

La empatía es una cualidad que empieza a adquirirse desde muy pequeños, siendo los padres de quien, normalmente, se aprende a expresar los sentimientos propios y captar los de los de los demás. Aun siendo en la infancia cuando empieza a desarrollarse, una buena noticia es que, en la etapa adulta también se puede potenciar y entrenar, ahora bien, sólo hay que estar dispuesto a hacerlo.

La primera actitud para desarrollar la empatía es la escucha activa, ésta debe ampliarse más allá de las palabras, observando el lenguaje no verbal ya que este soporta aproximadamente el 60% del mensaje. La persona con la que estemos hablando, tiene que percibir qué es *"aquí y ahora"* lo más importante, y por tanto nuestros logros y experiencias tanto negativas como positivas, que se pudieran llegar a comparar con las de nuestro interlocutor, deben quedar en un segundo o tercer plano.

Escuchar significa mucho más que oír. Significa poner atención para oír. Significa, sobre todo, querer comprender, teniendo en cuenta que hay un mundo más grande detrás de las palabras, y tomar estas según el significado que tienen para las personas que las pronuncian.

No juzgar, es junto a la aceptación incondicional la segunda actitud, respetando las emociones y sentimientos, sin valorar ni opinar, sin quitar importancia a lo que está pasando, ni lo que le preocupe a la otra persona.

De este modo podremos descubrir la tercera actitud cordialidad, si la atención no está fijada en nosotros, en que nos pasó o que le vamos a decir, el interlocutor se sentirá escuchado, se sentirá importante, acogido.

Reconocer los logros y cualidades de los demás, potenciando de este modo sus capacidades y competencias, controlando así nuestro ego es la cuarta actitud, la cual en ocasiones, es la menos practicada en entornos laborales.

El rapport es una habilidad a desarrollar a la hora de comunicarnos y relacionarnos de forma efectiva con otras personas, con el objetivo de que se cree un clima de confianza y entendimiento entre ambos. El proceso es sencillo: se trata de llegar al "mundo" de la otra persona reflejando su comportamiento, acompasando su ritmo y entonación, "espejeándola" para que vea en nosotros un reflejo en sí mismo, un igual.

El primer paso es observar todos los aspectos verbales y no verbales para después acompañar en la conversación. Todos aplicamos rapport en muchos momentos de nuestra vida. En ciertas situaciones y con determinadas personas, el rapport puede darse de manera natural; pero cuando no sea así, es preciso tener la habilidad para establecerlo.

No se puede hablar de habilidades de comunicación y pasar por alto la asertividad, habilidad que nos permite expresar nuestros sentimientos, deseos, opiniones y pensamientos en el momento idóneo, de la forma adecuada y sin negar ni desconsiderar los derechos de los demás.

En otras palabras como define Olga Castanyer (1996) en su libro, *La Asertividad, expresión de una sana autoestima*, capacidad de autoafirmar los propios derechos, sin dejarse manipular y sin manipular a los demás.

"Si sacrificamos nuestros derechos con frecuencia, estamos enseñando a los demás a aprovecharse de nosotros"

P. Jakubowski

LAS BASES DEL COACHING

Las bases del coaching se apoyan sobre creencias, valores y objetivos. Se centra en los objetivos, en lo que la persona desea y en cómo conseguirlo. Estimula a revisar y conocer los valores personales y a hacerlos aflorar para enfocarse en la consecución del objetivo, cuestiona las creencias limitantes y refuerza las potenciadoras apoyando las fortalezas del individuo.

El coaching construye habilidades apoyándose en 4 de las presuposiciones de la PNL (*Programación Neurolingüística*):

1. *En cualquier situación cada cual toma la mejor decisión que puede*, toda acción siempre tiene una intención positiva, aunque el resultado obtenido o provocado sea negativo. En este momento todos estamos haciendo las cosas lo mejor que podemos. Cuanto más sabemos y más recursos tenemos nuestro yo positivo nos hace avanzar hacia nuestros objetivos. Por mucho que un deportista entrene si no está empleando el método adecuado, no avanzará o su evolución será mucho más lenta.

2. *Las personas tienen todos los recursos necesarios para avanzar o pueden conseguirlos*, en este aspecto la labor del coach será la de hacer ver a la persona en la situación en la que se encuentra, qué le hace permanecer ahí o qué le impide avanzar. Destapar las fortalezas y puntos de apoyo, señalar donde puede hacer cambios, luchar contra los hábitos que le impiden avanzar, apoyarle en los cambios que decida y mantenerlos en el tiempo.

3. *El comportamiento humano está dotado de propósito*, todos nos movemos por objetivos y valores, es lo que conduce y produce cambios.

4. *¡Actúa!*, es la base y el fin del proceso de coaching, la *acción*, sin ella, todo serán bonitas palabras e intenciones, que en el mejor de los casos, se quedarán en el papel. Todo proceso que no genere un plan de acción y un cambio que permanezca en el tiempo no habrá servido de nada.

CLAVES PARA DESARROLLAR OBJETIVOS PROFESIONALES Y PERSONALES

El resultado del proceso de coaching es un cambio y la excelencia a largo plazo, potenciando la capacidad del coachee (cliente) para avanzar por sí mismo, para ser autogenerativo, automotivador. Y siempre se planteará un trabajo temporal, para no ser indispensable y no crear dependencias entre coach – coachee.

Nuestra tendencia natural es acostumbrarnos a lo que tenemos, a adaptarnos a las situaciones, el cerebro está programado para una función principal, la supervivencia, y para ello lo más cómodo en mantenernos en lo conocido, en lo que siempre hemos hecho, en lo que hasta ahora de una forma u otro nos ha funcionado.

Una de las decisiones que se toman en la vida es, si me muevo por mis objetivos o me dejo mover por los de los demás. Si no sabes qué quieres, es muy fácil encontrar a alguien que decida por ti. La vida es el encadenamiento de pequeñas y grandes decisiones, todas suman, cada una de ellas es importante y todas tienen un propósito.

Como nos dicen Joseph O´connor y Andrea Lages en *Coaching con PNL (2004), "los objetivos son sueños con piernas",* son lo que nos hace avanzar, lo que nos da motivos, lo que nos dirige hacia un estado deseado desde el presente.

Hay personas que se centran en los problemas, ¿Qué está mal?, lo cual en ocasiones es necesario, se debe saber que se está haciendo mal para no repetir los errores, pero es más importante fijarse en ¿Qué es lo que quiero? focalizándose en el objetivo, esto permitirá avanzar.

Al hablar en coaching de objetivos o metas se plantean dos clases distintas:

- Meta u objetivo resultado: es la línea de llegada, el punto al que te diriges.
- Submeta u objetivo proceso: son objetivos menores que componen el plan para llegar a la meta.

Diferenciar entre estos dos será necesario para poder desarrollar y mantener el foco en el plan de acción de una forma estructurada.

Habitualmente cuando se formula un objetivo afecta a nuestra vida o a una parte de ella, así que debe ser lo suficientemente potente como para que nos comprometamos con él, ya que muy probablemente nos hará salir de nuestra zona de confort. A continuación se plantean unas claves para desarrollar objetivos profesionales y personales:

1. Expresar el objetivo en positivo. Describe a qué te quieres acercar, no qué te quieres evitar.

   Al hacerlo se predispone toda la atención y pensamientos en la consecución de ese objetivo. Si se formula un objetivo negativo, centrarás tu atención en lo que no quieres. Algunas preguntas basadas en el modelo GROW pueden facilitar el proceso de creación y definición del objetivo como pueden ser: ¿Qué es lo que quieres?, ¿Qué quieres en lugar de lo que tienes? ¿Qué preferirías tener?.

2. Ser concreto, específico. En ocasiones se formulan objetivos abstractos, intangibles, los cuales son difíciles de saber si se han conseguido o no. Por este motivo, se propone que se sea lo más concreto posible en la descripción de los mecanismos que confirmarán si ese objetivo ha sido obtenido.

   Por ejemplo si se quiere conseguir mayor autoestima, podríamos definir qué vería, que sentiría y que oiría el coachee, cuando haya alcanzado el estado deseado, su meta.

   En el caso de los objetivos tangibles ser demasiado perfeccionista en su descripción, puede llevar a que no se conforme con algo ligeramente diferente. En los objetivos a largo plazo, no es posible ser muy concreto, para este caso, conviene definir cuándo, cómo y con quién van a ser conseguidos.

   Algo que siempre debe quedar definido es el "cuándo", cuánto voy a tardar, cuándo lo quiero y cuánto tiempo hace falta para lograrlo. De este modo se comprobará si el objetivo es realista, es decir si se va a poder cumplir en el plazo escogido para ello.

   Para este segundo punto las preguntas a las que convendría responder son: ¿Qué es exactamente lo que quieres?, ¿Puedes describirlo con mayor precisión?, ¿Cuánto tiempo necesitas para alcanzarlo? ¿Cuándo quieres alcanzarlo?

3. El objetivo debe ser medible. En este punto es tan importante definir que verá, oirá y sentirá el coachee como atender al feedback que nos va a aportar el proceso para no desviarnos del camino, del mismo modo si marcamos hitos (puntos de apoyo o referencia) en el proceso será más fácil mantenerse en él.

Las preguntas que ayudarán a medir los objetivos pueden ser: ¿Cómo sabrás que has logrado tu objetivo?, ¿Qué puntos de referencia marcarás a lo largo del camino?, ¿Cómo sabrás que no te has desviado, que continúas en el buen camino?, ¿Con qué frecuencia comprobarás tu ruta?

4. Debe alinear los recursos. Atendiendo a una de las presuposiciones de PNL ya comentada, que dice "todos disponemos de los recursos necesarios", se deben organizar los elementos que se vayan a disponer: objetos, personas cercanas, modelos de referencia y mirando interiormente predisposición personal. Ayudarán a alinear los recursos preguntas como: ¿Qué recursos vas a necesitar para alcanzar ese objetivo?, ¿De qué recursos ya dispones? ¿Dónde encontrarás lo que te hace falta?

5. Formulado de una forma proactiva. Que invite a la ¡acción!, para alcanzar tu objetivo eres tú quien tienes que actuar. Si no tomas decisiones, alguien las tomará por ti. La proactividad no significa sólo tomar la iniciativa, sino asumir la responsabilidad de hacer que las cosas sucedan; decidir en cada momento lo que queremos hacer y cómo lo vamos a hacer. Es como dice Vicktor Frankl, "la libertad de elegir nuestra actitud frente a las circunstancias de nuestra propia vida".

   Algunas preguntas que te ayudarán en este punto son: ¿Hasta qué punto controlas ese objetivo?, ¿Qué vas a hacer al respecto?, ¿Qué harás para alcanzar ese objetivo?

6. El objetivo debe ser ecológico. Evalúa y fíjate en las consecuencias hacia ti y hacia los demás. Toda acción tiene consecuencias para el sistema más amplio en el que vivimos. Es importante asegurarse que las metas están en harmonía con uno mismo como persona en su totalidad. Las metas no implican conseguir lo que queremos a costa de los demás.

   En este caso es recomendable responder a: ¿Cuáles serán las consecuencias para mí y para otras personas?, ¿A qué vas a tener que renunciar en tu estado presente, en tu estado actual?

7. Preparar un plan de acción para todo el proceso. Los objetivos tienen que ser difíciles, que supongan un reto motivador pero al mismo tiempo deben ser realistas. Que suponga un esfuerzo pero que sea posible alcanzarlo.

PLAN DE ACCIÓN

Como se ha venido describiendo desde el inicio del capítulo la primera acción que se realiza en todo proceso de coaching es la formulación del objetivo meta y las submetas. A continuación se generan los valores fundamentales en los que apoyarse para conseguir esos objetivos, valores que servirán de guía en todo el proceso, una vez realizados estos dos pasos se está preparado para crear el plan de acción.

Este plan de acción será desarrollado por el coachee y monitorizado por el coach, asegurándose este último que cumple los requisitos adecuados para que pueda llevarse a cabo.

Como el plan de acción es una planificación en el tiempo de las acciones a realizar se debe representar de algún modo. Una forma es utilizar el denominado Ishikawa, palabra de origen japonés que hace referencia al profesor Kaoru Ishikawa, ingeniero químico, especialista en calidad, que inventó un sistema sencillo de plasmar procesos. Por su aspecto también se la denomina "Espina de Pez".

Se le propone al coachee que determine su meta y defina una fecha de cumplimiento. Establecida ésta y tomando la fecha actual como punto de partida se traza una línea temporal que determinará el camino a recorrer. A la izquierda de cada fecha se propone una acción necesaria para conseguir la meta. A la derecha los recursos necesarios. Se van apuntando sucesivamente acciones y recursos unidos a fechas, de forma cronológica y priorizando cuál es más necesaria realizar antes, para facilitar la ejecución de las siguientes, y terminar consiguiendo la meta (figura 1).

Otra forma de trabajar con la representación del tiempo es imaginando una línea que represente su vida, partiendo desde del pasado o desde el presente señalando la dirección en la que situaría su futuro, este línea que conecta pasado, presente y futura será su "línea de la vida". A partir de esta línea de la vida se irán añadiendo las acciones, las fechas y los recursos necesarios. Con estos modelos claros podríamos empezar a trazar el plan de acción.

Como se puede observar, y salvando las distancias de las cargas de entrenamiento, hay grandes similitudes entre estos modelos y los modelos de planificación deportiva.

```
┌─────────────────────────────────────────────────────────┐
│              ┌──────────────────────────┐               │
│              │      OBJETIVO / META      │               │
│              └──────────────────────────┘               │
│                                                         │
│  ┌──────────┐      ┌──────────┐      ┌──────────┐      │
│  │ acción 4 │──────│ fecha 4  │──────│ recurso 4│      │
│  └──────────┘      └──────────┘      └──────────┘      │
│  ┌──────────┐      ┌──────────┐      ┌──────────┐      │
│  │ acción 3 │──────│ fecha 3  │──────│ recurso 3│      │
│  └──────────┘      └──────────┘      └──────────┘      │
│                         ...                             │
│  ┌──────────┐      ┌──────────┐      ┌──────────┐      │
│  │ acción 2 │──────│ fecha 2  │──────│ recurso 2│      │
│  └──────────┘      └──────────┘      └──────────┘      │
│  ┌──────────┐      ┌──────────┐      ┌──────────┐      │
│  │ acción 1 │──────│ fecha 1  │──────│ recurso 1│      │
│  └──────────┘      └──────────┘      └──────────┘      │
│              ┌──────────────────────────┐               │
│              │  ESTADO ACTUAL / INICIO   │               │
│              └──────────────────────────┘               │
└─────────────────────────────────────────────────────────┘
```

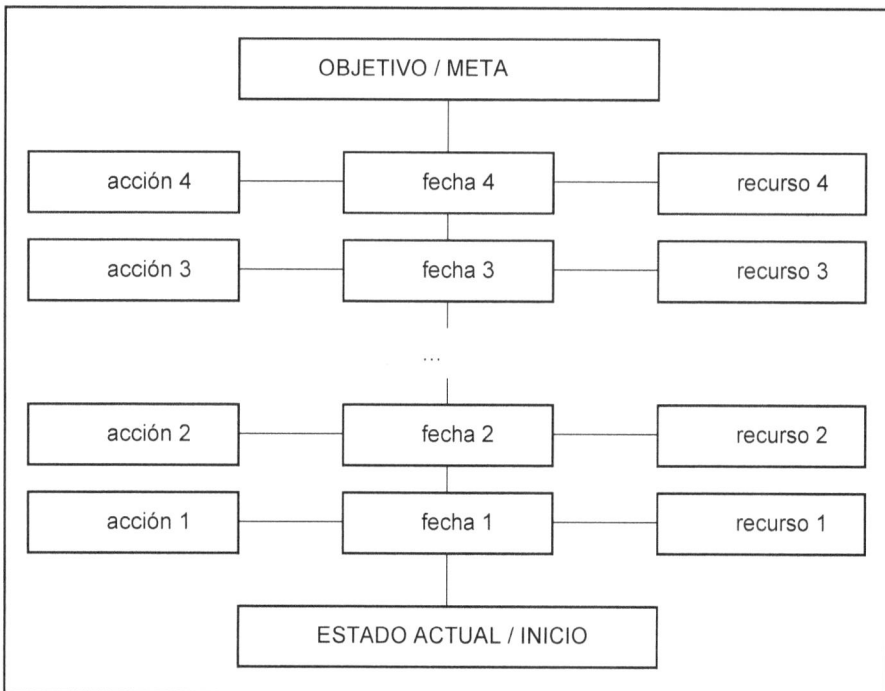

Figura 1. Plan de acción.

D.A.F.O

Son varias las formas de poner en práctica un plan de acción, desde la más sencilla y humilde (poner en una hoja: pros y contras de cada planteamiento, o acción, sin más) a otras más elaboradas como el P.E.R.T. (Program Evaluation and Review Technique) o GANTT (diagramas de gestión de proyectos complejos). A continuación utilizaremos una herramienta sencilla de explicar y de poner en marcha, que permiten cumplir el objetivo propuesto: acción eficiente.

Desde el ámbito empresarial tomaremos prestado una herramienta ampliamente utilizada, el D.A.F.O. que responde a las iniciales de las palabras Debilidades, Amenazas, Fortalezas y Oportunidades .

Su uso es sencillo, en una columna se escriben todas las debilidades que el coachee considere que tiene para conseguir la meta, así como sus fortalezas. Estos dos puntos son internos, inherentes de la propia persona, por su formación, experiencia o habilidades.

La siguiente parte corresponde al entorno de la persona, aspectos que no puede controlar directamente, donde se desarrollará su plan de acción y surgirán las amenazas y las oportunidades.

La tabla 1 ejemplifica un D.A.F.O. para ser entrenador personal profesional en un centro fitness:

Tabla 1. Debilidades, amenazas, fortalezas y oportunidades de un entrenador personal.

DEBILIDADES	AMENAZAS
Falta de experiencia Falta de conocimientos específicos en ventas de servicios No conozco el mercado No sé cómo conseguir clientes	Mercado competitivo Falta de confianza del cliente
FORTALEZAS	**OPORTUNIDADES**
Empatía Asertividad Saber escuchar Disfruto trabajando con personas Conocimientos en planificación del entrenamiento	Profesión bien vista y valorada por los clientes Profesión en auge en el sector del fitness debido a la implantación de modelos de negocio Buena remuneración

Una buena estrategia a adoptar suele ser ampliar las fortalezas y las oportunidades, haciendo disminuir por tanto las debilidades y las amenazas, la acción que se recomienda para llevar a cabo esta estrategia es la capacitación, la formación específica en cada debilidad.

Una vez definido el objetivo, plasmado el plan de acción, vista la información que aporta el D.A.F.O. solventados en la medida de lo posible los inconvenientes de las debilidades, apoyándonos en las fortalezas y observando las amenazas y oportunidades, arrancaremos el camino hacia la meta.

COACHING DEPORTIVO Y MOTIVACIÓN DE LOS TÉCNICOS DE FITNESS

El coaching es, como se veía al inicio del capítulo, una herramienta utilizada para mejorar la motivación de los componentes de los equipos.

En la actualidad su uso se está generalizando en todos los sectores y el nuestro no puede ser una excepción. Gran parte de los miembros de la organización pasan más tiempo en el centro deportivo que con sus familias, lo cual hace que sea muy importante que mantengan alta la motivación y el disfrute en su trabajo.

Para ello, crear y mantener un buen ambiente en el trabajo, fomentar el trabajo en equipo dando sentido y profundidad a cada puesto, y potenciar la comunicación interna creando los canales correspondientes es algo básico.

A continuación se describen otras vías a tener en cuenta en aspectos motivacionales:

- Capacidad para desarrollar proyectos personales en la organización, claro está siempre que sean rentables y estén alineados con la estrategia de la empresa. De este modo se potencia además la creatividad, la responsabilidad y el sentimiento de pertenencia. Este desarrollo de proyectos lleva unido una adaptación de los objetivos de los mismos, igual que los técnicos adaptan los objetivos de los clientes para que puedan ser conseguidos, los responsables de los centros o de los equipos de trabajo deberán actuar como verdaderos líderes, y facilitar el desarrollo de estos proyectos.

- Los planes de formación, pueden ser utilizados tanto para capacitar y mejorar las habilidades y competencias de los trabajadores como para motivar y fidelizar a los mejores. Aspecto que actualmente preocupa seriamente a los gestores de los centros de fitness, encontrar empleados capacitados y comprometidos con el negocio.

- Conciliación de la vida profesional y personal.

- Remuneración económica adecuada, aun no siendo un factor determinante es evidente que influye en la satisfacción y motivación del trabajador. Si bien es cierto, que al ser el aspecto económico un factor motivador extrínseco, si se tienen unos mínimos satisfechos, su influencia es temporal y varia con la misma rapidez que se consigue, siendo a medio plazo un tipo de motivación inestable.

- Incentivos en especie, remuneraciones no económicas

Algo necesario en la organización es llevar a cabo acciones motivacionales adaptadas a cada uno, ya que esta, es variable y depende de cada uno. Cada trabajador tiene sus propios intereses, sus propios objetivos y necesidades.

TALLERES DE COACHING PARA CREACIÓN DE EQUIPOS

Una especialidad cada vez más utilizada en el sector del fitness que consiste en organizar de una a tres jornadas de trabajo en otro emplazamiento que no sea el centro habitual, durante las cuales el equipo recibirá coaching casi en permanencia, el interés de este método reside en su efecto de concentración del trabajo. Habitualmente se trata de lograr mayor cohesión y unidad entre los miembros de los equipos mejorando la comunicación, la resolución de conflictos, la confianza y el liderazgo entre otros. Alineando y aunando esfuerzos para coordinar acciones de manera eficaz en objetivos comunes a la organización.

El contenido de esta especialidad solo concierne a aspectos operacionales o la potenciación de competencias, centrándose de este modo en los procesos y los resultados del equipo y muy parcialmente en la adquisición de conocimientos.

Ahora bien, suelen combinarse acciones formativas con talleres de coaching y/o procesos de coaching, diferenciadas en bloques o jornadas.

BIBLIOGRAFÍA

- Bayón, F., Cubeiro, J.C., Romo, M. y Sáinz, J.A. (2006). *Coaching realmente*. Madrid: Pearson Prentice Hall..
- Cardon, A. (2005). *Coaching de equipos*. Barcelona: Gestión 2000.
- Castanyer, O. (2004) *La asertividad, expresión de una sana autoestima*. Bilbao: Desclée de Brouwer.
- Goleman, D. (1995). *Emotional Intelligence*. New York: Bantam Books.
- Goleman, D. (2009). *El espíritu creativo*. Barcelona: Zeta.
- García Miguel, J. P. (2009). *PNL para Líderes, seducir y convocar*. Navarra: Crecento publishing.
- Jericó, P. (2008). *La nueva gestión del talento*. Madrid: Pearson Prentice Hall.
- Kaufmann, A. y Cubeiro, J.C. (2008). *Coaching y Diversidad*. Madrid: LID.
- Locke, E. A. y Latham, G. P. (1990). *Motivación para el trabajo y la satisfacción: la luz al final del túnel*. Psychological Science 1, 240 - 246.
- O´Connor, J. y Lages A. (2005) Coaching con PNL, Guía práctica para obtener lo mejor de uno mismo. Barcelona: Urano.
- Pérsico, L. (2003). Inteligencia emocional. Madrid: LIBSA.
- Zeus, P. y Skiffington, S. (2002). *Coaching en el trabajo*. Madrid: McGraw-Hill.

Capítulo 3

OPTIMIZACIÓN DE LOS RECURSOS HUMANOS EN MOMENTOS DIFÍCILES

Fernando Martín Rivera

INTRODUCCIÓN

A la hora de hablar acerca de la optimización de los recursos humanos en centros de fitness, no podemos olvidar que el coste que supone el pago de las nóminas, seguros sociales, y demás gastos sociales asociados a los recursos humanos de los centros de fitness es, con diferencia, el más importante de todos los gastos de explotación que tiene que asumir una empresa gestora. De hecho, así se pone de manifiesto en un estudio de consultoría para una operadora de centros de fitness elaborado por Martín (2010) en el que se analizaba la situación de 12 centros deportivos y fitness de la provincia de Valencia.

El hecho de que el gasto en recursos humanos sea el más importante de todos los costes de un centro de fitness no hace sino concluir que la optimización de dichos recursos sea una imperiosa necesidad, tanto en tiempos difíciles como en épocas económicamente favorables.

Sin embargo, hay que resaltar que la optimización de los recursos humanos no es un hecho aislado y debe encuadrarse en la estrategia a nivel general en todos los niveles, infraestructuras, horarios, servicios, etc... de un centro de fitness, para optimizar todos sus recursos.

La optimización de los recursos humanos se puede definir como:

1.- La anticipación a los acontecimientos futuros que pueden darse en un centro de fitness a nivel particular y en la evolución socio-económica a nivel general, minimizando en este sentido los riesgos y facilitando la toma de decisiones.

2.- Los procesos que un gestor de centros de fitness utiliza para asegurarse de que su centro dispone del número apropiado y el tipo adecuado de personas que proporcionen una seguridad, tanto a nivel económico como de servicios en el futuro.

Así pues, la optimización de recursos humanos nos asegurará contar con el número suficiente de personal, que a su vez tendrá la cualificación necesaria, prestando sus servicios en el puesto adecuado y en el momento oportuno.

De acuerdo con la profesora Esther Delgado, consultora del grupo Audit, la estrategia a seguir respecto de los recursos humanos de una entidad, pueden ser PLANIFICADOS (OPTIMIZADOS) o NO PLANIFICADOS

Los *NO PLANIFICADOS* nos pueden llevar a situaciones de:

- Excedente de Personal que ocasiona:
- Inflación de los costes fijos.
- Pérdida de rentabilidad.
- Déficit de personal que ocasiona:
- Estrangulamiento de la actividad
- Disminución de los beneficios.

Los PLANIFICADOS:

- Previenen las necesidades de personal.
- Optimizan la estructura humana de la empresa.
- Generan rentabilidad a los accionistas.

En un entorno económico cambiante, tal y como se da en situaciones difíciles, el agente clave para que un centro de fitness se adapte al cambio y mejore su competitividad son las personas que trabajan en dicha organización (Vivancos, 2003).

Hasta ahora, se ponía de manifiesto respecto de la situación de los recursos humanos (RRHH) en los centros de fitness los siguientes condicionantes (Vivancos, 2003):

1.- Descentralización (las personas trabajan en diferentes centros de fitness).

2.- Excesiva rotación de los RRHH. Bajo nivel de fidelización al centro de fitness.

3.- Incertidumbre en los niveles de implicación y compromiso del personal (debido a la "estacionalidad de los RRHH en los centros de fitness", dicho de otra forma, que el trabajo en un centro de fitness no era considerado como definitivo por las personas que en ellos trabajaban), esto también era causa de un alto absentismo laboral.

Volviendo al estudio antes mencionado de Fernando Martín realizado en 2010, se observa que la situación anterior se ha modificado, sobre todo en lo referente al absentismo laboral y rotación del personal, con disminuciones de estos índices de entre un 15% hasta un 40% respecto años anteriores, coincidiendo los porcentajes más altos con los centros de fitness que presentaban mejores resultados económicos. Asimismo, se observa también una tendencia a reducir el número de centros de fitness en los que trabajan las personas, habiendo centros que el 100% del personal trabaja en exclusiva en ese mismo centro.

Esto puede significar entre otras cosas que las estrategias de los centros de fitness respecto de los RRHH se están modificando en los últimos años habiendo establecido planes específicos de mejora en este sentido, y la segunda, que los tiempos económicamente difíciles contribuyan, sin duda, a que las personas busquen una mayor seguridad y estabilidad laboral, y se incremente su implicación y compromiso con el centro de fitness en el que trabajan.

No existe una fórmula única eficaz para todos los tipos de empresas dedicadas a la gestión deportiva, ya que conviviendo en el sector nos podemos encontrar con centros de fitness independientes, grandes operadores a nivel nacional de centros de fitness en régimen de concesión administrativa, operadores a nivel local de centros de fitness bien sea privados, bien sea en régimen de concesión administrativa, franquicias femeninas, por lo que cada organización deberá realizar un estudio exhaustivo del mercado y la situación económica y aplicar las estrategias a seguir en función de ellos.

A modo de criterio general que puede ser válido para la gran mayoría de operadores del sector, a la hora de planificar los RRHH de un centro de fitness, habrá que:

1.- Definir el número exacto de los integrantes de la plantilla, a todos los niveles: staff directivo, personal de administración y recepción, personal técnico, personal de mantenimiento, personal de limpieza, personal de vigilancia.

2.- Establecer los criterios de selección de dicho personal, así como las políticas retributivas.

3.- Favorecer los planes de estudio y formación dentro de la propia organización.

4.- Efectuar acciones de mejora del clima laboral y trabajo en equipo.

DEFINICIÓN DEL NÚMERO EXACTO DE PUESTOS DE TRABAJO DE LA PLANTILLA DE RRHH COMO BASE DEL PROCESO DE OPTIMIZACIÓN

A la hora de elaborar un listado con la relación de puestos de trabajo que tendrá un centro de fitness es necesario reflexionar sobre las circunstancias que influirán en dicho listado. Las más importantes son las siguientes:

1.- Infraestructura del centro de fitness.
2.- Programación de servicios y actividades del mismo.
3.- Subcontrataciones a realizar.

Respecto a la infraestructura, este es un factor decisivo, ya que por ejemplo en instalaciones con piscina y dependiendo de las normativas legales existentes, será necesario disponer de un número de socorristas fijo durante toda la apertura del centro (esta norma legal puede afectar al coste de personal de socorrismo llegando a doblarse por el simple hecho de disponer de unos metros cuadrados más de lámina de agua, metros que por otro lado puede que no vayan a resultar en un incremento de los ingresos).

También será necesario que las circulaciones y puntos de recepción se hayan realizado convenientemente puesto que este hecho puede resultar en la necesidad de disponer de más personal de recepción y/o vigilancia del mismo.

Una sala de fitness mal distribuida puede significar el incremento del número de técnicos que prestan servicio en la misma, para atender al mismo número de personas con menos personal, de la misma forma que disponer de numerosas y pequeñas salas de clases colectivas sin duda resultará en la necesidad de incorporar un mayor número de técnicos de clases colectivas por hora, dado que la capacidad de las salas obligará a la realización de diferentes clases simultáneas.

A nivel de los servicios y actividades a impartir, dependerá mucho del modelo de gestión elegido por los responsables del centro de fitness, no es lo mismo un modelo de gestión por abonados, en el que a cambio de un pago mensual el centro de fitness presta unos servicios y actividades incluidos en dicho pago (considerándose como fijos), que un centro de fitness que realice una fórmula de pago por uso, en el que la persona que acude en el mismo, paga en exclusiva por los servicios que consume; evidentemente, también está la fórmula mixta en la que se combinan las dos modalidades mencionadas anteriormente. Esto puede abrir un debate en cuanto a qué modelo de gestión implantar en un centro de fitness y hacia dónde debería dirigirse el sector, si bien ese debate no corresponde a este capítulo del libro, sí hay que tener en cuenta que los modelos de gestión por abonados deben prestar especial atención en la planificación de sus actividades y servicios para que no esté ni sobredimensionada ni infra dimensionada, ya que cualquiera de los dos casos no sería beneficioso para el interés de los accionistas de la empresa propietaria del centro de fitness.

Es importante también decidir acerca de si se realizarán subcontrataciones, o no, de determinados servicios, ya que de no realizarse las mismas, se producirá un incremento de los RRHH del centro de fitness. Normalmente las subcontrataciones se realizan a nivel de limpieza y mantenimiento, debiendo prestar especial atención a las de mantenimiento ya que por lo general las empresas subcontratadas suelen ser especialistas en climatización y/o tratamiento del agua pero suelen tener bastantes carencias en el mantenimiento de la maquinaria de fitness, bicicletas de ciclismo indoor, pequeñas reparaciones en vestuarios, espacios deportivos y espacios comunes, todos ellos muy importantes a la hora de prestar un buen servicio a los usuarios.

Una vez tenidos en cuenta estos puntos, se debe proceder a realizar el listado concreto de puestos de trabajo de la instalación mediante la realización de una lista en la que se defina el puesto, las horas y el número de personas asignado al mismo, esta lista puede ser conforme el ejemplo de la tabla 1.

Tabla 1. Asignación de número de vacantes según puesto de trabajo.

PUESTO	DATOS TRABAJADOR	H/S
STAFF DIRECTIVO		
Director/a Instalación		35
Director/a Técnico		35
Director/a Administración		35
PERSONAL RECEPCIÓN		
Recepcionista 1		35
Recepcionista 2		35
Recepcionista 3		20
PERSONAL VIGILANCIA Y SOCORRISMO		
SOS 1		35
SOS 2		35
SOS 3		20
PERSONAL SALA FITNESS		
FITNESS 1		35
FITNESS 2		35
FITNESS 3		20
PERSONAL CLASES COLECTIVAS		
CLASES COLECTIVAS 1		15
CLASES COLECTIVAS 2		15
CLASES COLECTIVAS 3		15
CLASES COLECTIVAS 4		15
PERSONAL MANTENIMIENTO		
MANTENIMIENTO 1		35
PERSONAL LIMPIEZA		
LIMPIEZA 1		35
LIMPIEZA 2		35

De esta forma queda definido el listado de puestos de trabajo conforme al puesto y las horas/semana del mismo, y en base a ese listado es sobre el que se realizan las contrataciones pertinentes de personal.

Algunas de las preguntas a las que se deberá contestar previamente para elaborar este listado son las siguientes:

1 - ¿Cuántos m^2 de instalación disponemos?

2 - ¿Cuánta lámina de agua es necesaria? (en caso de que haya piscina).

3 - ¿Qué horario de apertura va a ofertar el centro de fitness?

4 - ¿Qué horario de sala de fitness va a regir?

5 - ¿Cuántas horas de clases colectivas vamos a impartir a la semana?

6 - ¿En cuántas salas de clases colectivas se va a prestar servicio simultáneamente y a qué horas?

7 - ¿Cuántas horas de limpieza garantizan la higiene del centro de fitness?

8 - ¿Qué servicios vamos a subcontratar?

Y así, cuantas más seamos capaces de generar y responder, más acertado será el listado de personal, pero es muy importante definir qué puestos son fijos, independientemente del número de abonados que tenga el centro y qué puestos son variables, esto es, en función de los grupos existentes habrá más o menos personal prestando sus servicios.

Los puestos fijos vendrán determinados por la infraestructura del centro, las normativas legales (puestos de socorristas), los horarios de apertura (puestos de recepción, limpieza y mantenimiento, etc...) y el número de actividades incluidas en los abonos (horas/semana de clases colectivas, horas/semana de sala de fitness, etc...).

Los puestos variables estarán definidos por el número de servicios y actividades a pagar aparte de la cuota mensual y/o las gestiones con pago por uso.

ESTABLECIMIENTO DE LOS CRITERIOS DE SELECCIÓN Y LAS POLÍTICAS RETRIBUTIVAS

Ya se ha mencionado anteriormente los comentarios vertidos por los gestores de centros de fitness en relación a la alta rotación de los empleados y las dificultades que ese hecho plantea en la gestión y optimización de los recursos humanos atribuyendo este hecho a un elemento implícito en nuestro sector.

Ante esto cabe hacerse una reflexión: "¿En cuántas ocasiones el proceso de selección de personal ha consistido en una llamada de teléfono a uno de los curriculums sobrantes en la base de datos del centro y sin entrevista previa ni, mucho menos, proceso de selección, y se ha procedido a contratar a la persona llamada?".

La optimización de los recursos humanos comienza en el mismo proceso de selección de personal, carecer de procedimiento de selección implica que el proceso de optimización no será posible.

El proceso de selección de un centro de fitness debe estar realizado conforme a un procedimiento claro y ser muy riguroso en su cumplimiento ya que es lo que nos va a garantizar no errar en nuestros planteamientos.

La selección debe basarse no solamente en aspectos aptitudinales (conocimientos) que serán los perfiles que determinen la posibilidad de elegibilidad de un candidato (tabla 2), sino y más importante en aspectos actitudinales (competencias) que serán los que determinen la idoneidad de un candidato (tabla 3).

Buscamos de esta forma a los candidatos idóneos para el puesto y no únicamente a los elegibles ya que las actitudes son mucho más importantes a la hora de tomar la decisión final que las aptitudes, por ello es un factor fundamental que los gestores de los centros deportivos sepan identificar las competencias (o actitudes) de éxito en cada uno de los puestos de trabajo del centro.

Tabla 2. Selección de personal I. Perfil de factores de elegibilidad.

FACTOR	NIVEL					
TITULACIÓN	MEDIA	ESPECÍFICA	DIPLOMA-TURA	LICENCIATURA	MASTER	DOCTO-RADO
IDIOMA	BÁSICO	MEDIO		DOMINIO COLOQUIAL	DOMINIO ESCRITO	PUBLICA-CIONES
CASTELLANO						
VALENCIANO						
INGLES						
CONOCI-MENTOS INFORMA-TICOS	USUARIO DE WORD		USUARIO DE EXCEL, BASE DE DATOS		INTERNET, CORREO ELECTRÓNICO	
	A M B		A M B		A M B	
EXPERIENCIA				6 A 12 MESES	1-2 AÑOS	MÁS DE TRES AÑOS

DISPONIBILI-DAD Hº	BAJA	MEDIA	MEDIA/ALTA	ALTA	MUY ALTA
DISPONIBILI-DAD TURNOS					
PROYECCION PROFESIONAL	TRABAJO TEMPORAL	ESTABILIDAD	COMPATIBLE ESTUDIOS		

Tabla 3. Selección de personal II. Perfil de factores de idoneidad.

FACTOR	MEDIO / BAJO	MEDIO	MEDIO / ALTO	ALTO	MUY ALTO
POTENCIAL DE REALIZACIÓN					
ESTABILIDAD EMOCIONAL					
CAPACIDAD DE RELACIÓN					
TRABAJO EN EQUIPO					
HABILIDAD DE FEED-BACK PARA LA MEJORA					
ORIENTACIÓN AL LOGRO					
COMUNICACIÓN CON EL CLIENTE					

A nivel de políticas retributivas, y siendo un tema que se tratará más en profundidad en el apartado de clima laboral, sí que es importante hacer mención a la necesidad de implantar políticas de retribución que impliquen un componente retributivo fijo y uno variable en función de la consecución de objetivos determinados, tanto a nivel de grupo, como individual.

FAVORECER LOS PLANES DE ESTUDIO Y FORMACIÓN DENTRO DE LA ORGANIZACIÓN

El futuro de una organización dedicada a la gestión de centros de fitness pasa por la realización de un proceso permanente de formación de su personal, en este sentido las organizaciones que carecen de planes de formación para el personal, carecen de futuro.

En un sector en el que cada día aparecen nuevos productos, servicios y actividades, la formación continua de sus RRHH es fundamental para su supervivencia dado que los clientes van a demandar siempre las últimas tendencias. Tendencias que por otro lado, van a motivar a los clientes a permanecer en un determinado centro de fitness, favoreciendo de esta forma la fidelización de los mismos.

Con el panorama de titulaciones actual, podemos encontrar bajo una misma denominación, múltiples cursos formativos que no tienen nada que ver los unos con los otros en cuanto a temarios, horas impartidas, prácticas realizadas y un sinfín más de diferencias entre ellos. Este aspecto lleva camino de solucionarse mediante la implantación de los catálogos de titulaciones del INCUAL (Instituto Nacional de Cualificaciones) y su acreditación profesional y la futura Ley reguladora del ejercicio de la profesión, que con su entrada en vigor permitirán que haya una homogeneidad en las titulaciones impartidas, asegurando de esta forma unos conocimientos básicos e iguales para todos aquellos que realicen formaciones en este ámbito.

A la hora de implantar planes formativos, las empresas del sector han mencionado, entre otras, las siguientes objeciones:

1.- El coste de las acciones formativas.
2.- La utilidad de las mismas, ya que, según las empresas, la alta rotación del personal hace que la formación no sea lo efectiva que debiera ser al encontrarse con empleados que a los pocos días de ser formados, abandonan la empresa.

Estas objeciones son fácilmente salvables ya que hoy en día existen los cursos subvencionados en los que el coste de la formación se descuenta después de los seguros sociales a pagar por parte de la empresa, con lo que el coste de los planes formativos puede adaptarse a las acciones formativas realizadas. Existe además, la formación impartida por las patronales y sindicatos al amparo de la fundación tripartita,que es gratuita para trabajadores en activo y está demostrando ser un vehículo de formación para el sector muy válido. En lo referente a la utilidad de las formaciones y la alta rotación de los trabajadores, podemos utilizar la formación como medio de fidelización de los mismos, elaborando planes formativos de acuerdo con sus necesidades y realmente útiles para ellos.

En todo caso, la formación a plantear por parte de una empresa gestora de un centro de fitness debe fundamentarse en dos aspectos:

1.- Que se dirija a necesidades concretas y específicas del puesto de trabajo.

2.- Que unifique y aúne criterios de funcionamiento en los centros.

Para ello, anualmente se deberá realizar una planificación de las formaciones a desarrollar durante el año (figura 1).

1.- La propuesta de acciones formativas (tipo de curso, contenidos, y docentes).
2.- Calendario.
3.- Presupuesto y financiación.
4.- Evaluación de la acción formativa.

Esta planificación debe ser consecuencia del estudio previo de las necesidades formativas de cada uno de los puestos de trabajo del centro de fitness.

Un aspecto fundamental de la formación es la evaluación de la misma, esta evaluación será doble, por un lado los resultados de los empleados participantes (figura 2) y por el otro la evaluación de la propia acción formativa (figura 3), garantizando de esta forma la mejora continua en todo el proceso.

Además de las acciones formativas específicas del puesto de trabajo, es fundamental la existencia de un plan de formación que verse sobre la propia empresa o centro de fitness, esto es, que unifique los criterios de funcionamiento del centro a todos los niveles, por ejemplo, es muy frecuente observar en las salas de fitness que cada instructor realiza los programas con su propio criterio, o que en las piscinas cada monitor imparte las clases de natación a mismos niveles de alumnos con una planificación de los contenidos diferentes, todo esto conduce a una sensación de descoordinación y la dirección de los centros debe formar a sus empleados en el funcionamiento de la empresa y en qué quiere la empresa.

ACCIÓN FORMATIVA	INSTALACIÓN	ÁREA/DEPARTAMENTO	FORMADOR	OBJETIVO

Vº Bº Dirección Técnica

Vº Bº Gerencia

Figura 1. Plan de formación anual.

NOMBRE DEL CURSO			
LUGAR DONDE SE IMPARTE			
DURACIÓN		FECHAS	
FORMADOR			

RBLE EVALUACIÓN	
METODO DE EVALUACIÓN	

RESULTADOS	
Asistentes	Resultados Obtenidos

CONCLUSIONES GENERALES

Fecha y Firma (Responsable Evaluación)

Figura 2. Evaluación de la formación.

NOMBRE DEL CURSO	
LUGAR DONDE SE IMPARTE	
DURACIÓN		FECHAS	
FORMADOR	

El objetivo del siguiente cuestionario es evaluar el grado de satisfacción del alumno con la formación recibida. Dicha evaluación es individual y anónima, por lo que rogamos sea lo más sincer@ posible. Ante cada cuestión planteada deberá indicar con X la respuesta de su elección, entendiendo por 1=Muy en desacuerdo con la afirmación y 5= Muy de acuerdo con la afirmación planteada)

EVALUACIÓN DEL FORMADOR:

	1	2	3	4	5
El formador muestra un gran dominio de la materia impartida					
El formador ha utilizado una metodología didáctica adecuada					
El formador ha sabido generar un buen clima dentro del curso					

EVALUACIÓN DE LOS CONTENIDOS:

	1	2	3	4	5
La cantidad/calidad de los contenidos ha sido adecuada					
Los contenidos se han ajustado a mis necesidades formativas					
La distribución teórico-práctica ha sido adecuada					

EVALUACIÓN DE CONDICIONES DE IMPARTICIÓN:

	1	2	3	4	5
El horario y duración de impartición del curso ha sido adecuada					
Los medios materiales y técnicos han sido los necesarios					
Las instalaciones estaban debidamente acondicionadas					

EVALUACIÓN DE LA UTILIDAD DEL CURSO:

	1	2	3	4	5
Los contenidos aprendidos son útiles para mi trabajo					
Podré aplicar fácilmente lo aprendido a mi trabajo					
Es necesario ampliar ciertos aspectos del temario					

VALORACIÓN GLOBAL Y EXPECTATIVAS:

	1	2	3	4	5
El curso ha cumplido mis necesidades y expectativas					

OBSERVACIONES Y SUGERENCIAS:

Figura 3. Evaluación de la formación.

Hay que resaltar, que la formación deberá dirigirse también a conseguir que los empleados de los centros de fitness sean cada vez más polivalentes, es decir, que estén capacitados para prestar servicios en las múltiples actividades que se impartan en el centro, de esta forma se podrán ofertar jornadas mayores a los mismos, incrementando la fidelidad y disminuyendo la rotación de los empleados de forma significativa debido a la estabilidad que obtienen a cambio.

EFECTUAR ACCIONES DE MEJORA DEL CLIMA LABORAL Y TRABAJO EN EQUIPO

El clima laboral mide el bienestar psicológico de los trabajadores en aquellos aspectos que son determinantes para su desarrollo personal y profesional dentro de su trabajo. Así pues, mantener un clima laboral adecuado es clave en los centros de fitness, ya que los trabajadores son los que están en contacto directo con el usuario, y éste se mantendrá o no en el centro dependiendo de cómo perciba el trato por ellos, donde la fidelización de los usuarios es un aspecto básico para la supervivencia de los centros en tiempos difíciles.

De hecho, los recursos humanos en los centros de fitness determinan los resultados empresariales ya que la estrategia de negocio o de producción de la empresa sólo puede lograrse si los empleados contribuyen con un esfuerzo discrecional, siendo el nivel de implicación de los trabajadores lo que mejora el rendimiento de las empresas (Collins y Porras, 1996).

Conseguir un clima laboral adecuado depende de todos y cada uno de los aspectos vistos anteriormente:

- Definición de los puestos de trabajo.
- Selección del personal
- Formación del personal.

A estos se le une la motivación, aspecto fundamental, que de acuerdo con los autores Lundin, Paul y Christensen (2003) en su famosa obra "Fish", la eficacia de un equipo radica en su capacidad de motivación.

Si nuestro equipo de RRHH está motivado conseguiremos (de acuerdo con los mismos autores de Fish):

1. Que la actitud de los trabajadores sea positiva y encaminada a los objetivos de la organización.

2. Que los trabajadores se lo pasen bien en sus puestos de trabajo, creando de esta forma un ambiente muy agradable para los usuarios de los centros.

3. Hacer que los usuarios de los centros pasen una muy buena experiencia mientras estén realizando ejercicio en los centros, alegrándoles el día y consiguiendo que desconecten del estrés diario de su trabajo.

4. Que los trabajadores estén presentes en su trabajo haciendo que los usuarios perciban que reciben una atención exquisita.

Para ello, los gestores de los centros de fitness deberán establecer un sistema de motivación tanto a nivel extrínseco (elementos objetivos y externos a la persona, como pueden ser económicos, o las relaciones humanas) como intrínseco (elementos internos a la persona que se perciben de una forma subjetiva tales como el logro por el tipo de tarea, satisfacción por realizar bien su trabajo, responsabilidad del puesto).

La mejor forma de motivar a los trabajadores de los centros de fitness es mediante recompensas y en esto se incluyen los sistemas de retribución, sistemas que deberían contemplar la retribución variable hasta ahora tan poco extendida en los centros de fitness que tradicionalmente retribuyen de forma fija, según unos convenios colectivos existentes, que solo favorecen al empleado mediocre y al acomodamiento (Vivancos, 2003).

A la hora de retribuir de forma variable y por objetivos, hay que tener en cuenta los siguientes requisitos (Vivancos, 2003):

1.- Salario fijo en línea con el mercado de referencia.

2.- Cuantía global variable vinculada a los resultados de la empresa (resultados de grupo).

3.- Retribución variable creciente según la responsabilidad, los resultados y los comportamientos de gestión (resultados individuales).

4.- Hay que responder a tres exigencias básicas:
    - Equidad Interna.
    - Motivación Individual.
    - Competitividad externa.

Siempre la retribución variable debe ir ligada a la consecución de determinados objetivos, tanto a nivel grupal como individual, y dichos objetivos deben ser conocidos por todo el equipo de trabajadores.

Otra forma de retribución que puede ser muy válida en un contexto de dificultad económica (como hemos visto al inicio del capítulo, donde las altas de nuevos usuarios tienden a disminuir y el factor retención se incrementa ligeramente), es la retribución por comisiones por venta de servicios y/o productos fuera de cuota, como pueden ser sesiones de entrenamiento personal, sesiones de masajes, venta de productos alimenticios, venta de material deportivo, todo ello a usuarios del centro y que pueden reportar interesantes comisiones a los trabajadores del centro si colaboran en su venta. De esta forma, el centro también puede incrementar sus ingresos a través de este tipo de ventas de servicios y/o productos, ingresos necesarios por otro lado cuando la situación económica es dificultosa.

CONCLUSIONES

1.- La optimización de los recursos humanos en un centro de fitness es imprescindible en todo momento, no solo en las épocas difíciles y NO debe implicar necesariamente recortes en los costes de personal.

2.- El proceso de optimización de los recursos humanos no puede ser ajeno a la optimización de todos y cada uno de los aspectos del centro de fitness y se debe plantear ya en la estrategia inicial del proyecto de gestión y/o construcción. En gran medida la optimización de los recursos humanos vendrá condicionada por cuestiones tales como normativas legales, tipo de gestión, infraestructuras, servicios, etc.

3.- El proceso de optimización de los recursos humanos comienza en el mismo procedimiento de selección de personal, que debe contemplar tanto las aptitudes (factores de elegibilidad) como las actitudes (factores de idoneidad).

4.- Es fundamental la formación de los empleados de un centro de fitness, tanto a nivel de formación específica para el puesto como formación en el conocimiento de la empresa. Las acciones formativas buscarán que el centro de fitness pueda disponer de empleados lo más polivalentes posible.

5.- Hay que definir políticas retributivas que fidelicen a los empleados de los centros, combinando fórmulas de retribución fija con retribución variable por objetivos, siendo estos objetivos a nivel de grupo e individuales.

6.- Es fundamental mantener un clima laboral favorable y motivante así como fomentar el trabajo en equipo.

7.- En tiempos difíciles es necesario incrementar las acciones de comunicación entre la empresa y los empleados para que estos sean conscientes en cada momento de la situación del centro.

8.- Debe existir un listado de puestos de trabajo bien definido y determinado, teniendo en cuenta aquellos puestos que serán fijos independientemente del tipo de gestión que se efectúe y de aquellos puestos que serán variables según la gestión realizada.

BIBLIOGRAFÍA

- Collins, J. y Porras, J. (1996). *Empresas que perduran*. Barcelona: Paidós.
- De Diego Escribano, S. (1999). Cómo desarrollar competencias (1): dudas frecuentes y modalidades de desarrollo. *Capital Humano, 126*(octubre).
- Delgado, E. (2001). *La gestión por competencias*. Diploma de gestión y marketing del deporte. Universidad de Valencia.
- Delgado, E. (2001). *Planificación de los recursos humanos*. Diploma de gestión y marketing del deporte. Universidad de Valencia.
- Fundación Universidad-empresa, ADEIT. (2001). *Auditoría de recursos humanos en la pyme*. Universidad de Valencia (aula virtual).
- Luna, R. (2001). *La dirección estratégica de los recursos humanos*. Diploma de gestión y marketing del deporte. Universidad de Valencia.
- Lundin, S., Paul, H. y Christensen, J. (2003). *Fish*. Barcelona: Ediciones Urano.
- Martín, F. (2010). Si*tuación de los centros de fitness de la provincia de Valencia*. Estudio de consultoría sin publicar.
- Moreno, J. (1999). Modelo integrado de gestión por competencias. *Capital humano, 125*(septiembre).
- Vivancos, M. (2001). *Introducción a la dirección de recursos humanos*. Diploma de gestión y marketing del deporte. Universidad de Valencia.
- Vivancos, M. (2003). *Dirección de recursos humanos*. Máster en gestión del deporte. Universidad de Valencia.

Capítulo 4

DESCRIPCIÓN DE PUESTOS DE TRABAJO EN LA INDUSTRIA DEL FITNESS: UNA NUEVA PROPUESTA

Ainara Bernal García
Jerónimo García Fernández

INTRODUCCIÓN

La industria del fitness es una industria que, acorde al vertiginoso cambio social, está en continua evolución. Existen nuevas demandas, otras se prevén y, por lo tanto, también deben existir nuevas ofertas y se deben prever.

La sociedad moderna se caracteriza por estar inmersa en la cultura del ocio y la persecución de "calidad de vida". Tanto es así, que en España se ha considerado que el ocio es la principal fuente de divisa y el motor económico de muchas regiones (Ispizua y Monteagudo, 2005). Parece innecesario señalar, por obvio, que deporte y ocio están estrechamente relacionados y que son muchos los practicantes de actividad física por placer.

El deporte forma parte de la cultura contemporánea. En España, "rebasa los círculos minoritarios de los practicantes privilegiados", "...y pasa a convertirse en una actividad social de masas, en un hábito cotidiano de millones de españoles" (García Ferrando, 2006). Como ya indicaba McPherson, Curtis & Loy (1989), el deporte es una parte integral de la sociedad y la cultura, que afecta a la vida de los individuos y de los grupos sociales, cuyos valores están ligados al capitalismo industrial y al liberalismo (Contreras, 2004). "La integración de grupos de personas y poblaciones que tradicionalmente se han abstenido del deporte, como la infancia, la tercera edad, ha aumentado la complejidad social del deporte y ha extendido su importancia a todo el ciclo vital" (*Griesbeck, 1995*).

Acorde a esta evolución continua del sector fitness, la organización debe adaptar su recurso más preciado, el recurso humano a esta vorágine de cambios. El primer reto que se debe plantear la empresa es redefinir el modelo de gestión de los recursos humanos. "Debemos estar convencidos de que la gestión de los RRHH se ha convertido en la mayor innovación tecnológica de este comienzo de siglo. Ellos constituyen el activo más preciado de la empresa, de los que depende el éxito de la misma pero, a su vez, el capital más difícil de administrar" (Quesada, 2008).

El objetivo que nos planteamos en este capítulo es recoger los perfiles de los trabajadores enmarcados en el equipo directivo de un centro fitness, sus funciones y competencias. También pretendemos dar a conocer la figura del "Técnico CRM (Customer Relationship Management) Fitness", el cual desarrollará una de las funciones bases que se encuentra a camino entre un asesor técnico y un comercial.

FIGURAS, PERFILES Y FUNCIONES

La persona responsable en una empresa de los recursos humanos desempeña uno de los papeles más importantes dentro de la organización. En gran medida, el éxito de cualquier negocio y de manera muy especial este sector debido a las características de la industria del fitness, depende del rendimiento de los trabajadores.

Por lo tanto, es obvio decir que el proceso de selección de personal supone la base para asegurar el triunfo de la empresa.

En este proceso de selección, se deberá tener en cuenta los cambios sociales que afectan a los perfiles de los trabajadores. En este sentido, el Centro Europeo de Empresas Innovadoras de la Comunidad Valenciana (2008) en su manual de "Fidelización de los Recursos Humanos", aporta tres aspectos a tener en cuenta:

1. La incorporación de la mujer al mercado laboral y la transformación de las estructuras familiares.
2. Desarrollo y aplicación de nuevas tecnologías de información y comunicación.
3. La Inmigración.

El empresario de cualquier organización deberá estructurarla parcelando cada área y delimitando funciones para evitar posibles conflictos y/o la ineficacia en determinadas tareas debido a una falta de asignación de actuaciones. Dependiendo del tipo de empresa, es posible que una misma persona desempeñe los cometidos de diferentes puestos pero esto no justifica la inexistencia de un organigrama claro y la definición de tareas.

Son muchas las empresas que deben su nefasto funcionamiento a un error en la estructura del equipo directivo y de la gestión de los recursos humanos en general.

Mostramos en la tabla 1, un resumen donde se recogen las figuras que detalla y clasifica el II Convenio Colectivo Estatal de Instalaciones Deportivas y Gimnasios (2006) y que consideramos puede resultar de ayuda para el responsable que debe estructurar la empresa.

Tabla 1. Grupos Profesionales Basado en el II Convenio Colectivo Estatal de Instalaciones Deportivas y Gimnasios.

GRUPO 1		• DIRECTOR GENERAL. • GERENTE.
GRUPO 2	NIVEL I	• DIRECTOR FINANCIERO. • DIRECTOR DE RECURSOS HUMANOS. • DIRECTOR DE MARKETING. • DIRECTOR COMERCIAL. • DIRECTOR DEL ÁREA TÉCNICA.
	NIVEL II	• SECRETARIA DE DIRECCIÓN. • JEFE DE MANTENIEMINTO.
GRUPO 3	NIVEL I	• COORDINADOR DE FITNESS. • COORDINADOR DE ACTIVIDADES DIRIGIDAS. • COORDINADOR DE PISCINA. • COORDINADOR DE MANTENIMIENTO. • COORDINADOR DE RECEPCIÓN.
	NIVEL II	• MONITOR MULTIDISCIPLINAR.
GRUPO 4	NIVEL I	• OFICIAL DE 2ª MANTENIMIENTO. • RECEPCIONISTA. • SOCORRISTA. • MONITORES. • ENCARGADO DE LIMPIEZA.
	NIVEL II	• AUXILIAR ADMINISTRATIVO. • TELEFONISTAS. • CONTROL DE ACCESOS. • PORTERO.
GRUPO 5		• PERSONAL DE LIMPIEZA. • PEÓN DE MANTENIMIENTO. • PERSONAL DE VESTUARIO.

Aunque es absolutamente necesario que cada uno de los trabajadores desempeñe de manera correcta sus funciones para la buena marcha del centro deportivo, es evidente que las tareas del equipo directivo marcarán el ritmo y la orientación de éste.

A continuación, iremos señalando cada figura que participa en la estructura de una empresa tipo del sector del fitness. Detallamos el perfil y competencias asociados a cada uno con el objetivo claro de ofrecer una guía que pueda resultar provechosa a la hora de determinar puestos y asignar a cada trabajador.

Gerente o Director General (esta figura se trata en profundidad en el capítulo 9)

Formación: Titulación universitaria de Grado Superior o Medio en Ciencias de La Actividad Física y el Deporte y/o Administración de Empresas.

Funciones: tareas complejas y heterogéneas, dirección y coordinación de actividades propias de la empresa, elaboración de la política de organización, gestión eficaz de recursos humanos y materiales.

Tabla 2. Perfil del director financiero de un centro de fitness.

PERFIL	**FORMACIÓN**	Titulación universitaria de Grado Superior o Medio en: • Economía y/o Administración de Empresas
	CARACTE-RÍSTICAS PERSONALES	• Capacidad analítica y previsora. • Capacidad comunicativa y de negociación. • Adaptación a los cambios. • Conocimiento global de la empresa. • Iniciativa. • Compromiso con la empresa, sus valores y cultura. • Responsable. • Discreto. • Organizado.
FUNCIONES		Siguiendo los trabajos de Mascareñas (2007) podemos decir que el papel que tiene que desempeñar el director financiero consta de cinco funciones dinámicas: • La previsión y la planificación financiera. • El empleo del dinero en proyectos de inversión. • La consecución de los fondos necesarios para financiar proyectos. • La coordinación y el control. • La relación con los mercados financieros.

Tabla 3. Perfil del director de recursos humanos en un centro de fitness.

PERFIL	**FORMACIÓN**	Titulación universitaria de Grado Superior o Medio en: • Relaciones Laborales. • Ciencias del trabajo. • Derecho. • Psicología.
	CARACTE-RÍSTICAS PERSONALES	• Buen comunicador. • Visión integrada. • Flexible. • Orientado a los resultados. • Orientado hacia el cliente interno. • Capacidad de trabajo en equipo. • Capacidad de motivación. • Empatía.
FUNCIONES	• Elaborar la estrategia de recursos humanos. • Analizar la cultura de la empresa. • Organizar y estructurar. • Planificar los recursos humanos. • Realizar inventario de recursos humanos. • Gestionar económicamente los recursos humanos. • Llevar a cabo las relaciones laborales. • Elaborar el proceso de selección de RRHH. • Contratación de RRHH. • Elaborar el plan de formación de RRHH. • Protocolizar el sistema de evaluación de rendimiento. • Elaborar la estructura salarial. • Desarrollar los planes de carrera. • Prever el desarrollo y cambio organizacional. • Desarrollar los sistemas motivacionales. • Comunicación interna. • Salud laboral.	

Tabla 4. Perfil del director de marketing de un centro de fitness.

PERFIL	**FORMACIÓN**	Titulación universitaria de Grado Superior o Medio en: • Ciencias de la Actividad Física y el Deporte. • Administración de Empresas • Marketing.
	CARACTE-RÍSTICAS PERSONALES	• Con iniciativa. • Creativo e innovador. • Con liderazgo y estatus a nivel de toda la empresa, la competencia y los clientes. • Capacidad integradora. • Espíritu de trabajo en y con el equipo. • Habilidades para el análisis económico - financiero de los negocios. • Dominio de idiomas y nuevas tecnologías.

FUNCIONES		Basándonos en Sainz de Vicuña (2011):
		• Investigar y estudiar los mercados.
		   - Conocer la situación actual y previsible del mercado.
		   - Identificar y prever las demandas del mercado.
		   - Realizar y/o encargar los estudios de mercado necesarios.
		   - Analizar la competencia.
		   - Investigar sobre los productos y servicios.
		   - Gestionar la imagen corporativa.
		• Elaborar, presentar, poner en marcha y realizar el seguimiento del Plan de Marketing:
		   - Fijar los objetivos de marketing.
		   - Definir los binomios producto-mercado más interesantes para la empresa.
		   - Satisfacer las necesidades detectadas.
		   - Cuidar la calidad de los productos y servicios.
		   - Estar informado de la rentabilidad de los productos y actuar en consecuencia.
		   - Seleccionar la estratega de marketing.
		   - Establecer estrategias de fidelización de clientes.
		   - Calcular y proponer los presupuestos de marketing.
		   - Promocionar los productos y servicios.
		   - Preparar los argumentos técnico-comerciales en colaboración con el Director Comercial y los comerciales.
		• Adaptar permanentemente la cartera de productos y/o servicios a la evolución del mercado, contribuyendo a la consecución de los objetivos generales de la empresa:
		   - Estudiar las necesidades de la Empresa en materia de innovación.
		   - Conocer las nuevas tecnologías o nuevos productos de la competencia.
		   - Liderar estudios destinados a la introducción de productos innovadores.
		• Gestionar la satisfacción y fidelización del cliente.
		• Revisar y aprobar la comunicación externa.
		• Ser nexo de unión entre áreas.
		• Informar de su gestión a la Dirección General.

Tabla 5. Perfil del director comercial de un centro de fitness.

PERFIL	**FORMACIÓN**	Titulación universitaria de Grado Superior o Medio en: • Dirección Comercial. • Administración de Empresas.
	CARACTE-RÍSTICAS PERSONALES	• Capacidad de liderazgo. • Capacidad negociadora. • Iniciativa. • Buen comunicador. • Capacidad de adaptación y flexibilidad. • Dinamizador de equipos. • Responsable y comprometido con los valores de la empresa. • Seguro de sí mismo. • Sociable. • Ambicioso. • Leal. • Transmisor de seguridad y confianza. • Capacidad de convencimiento. • Dominio de idiomas y nuevas tecnologías.

FUNCIONES		Basándonos en Sainz de Vicuña (2011):
		• Análisis de ventas:
		   - Analizar ventas y costes de éstas.
		   - Analizar la rentabilidad de la zona comercial.
		   - Estudiar los canales idóneos de comercialización.
		   - Realizar estadísticas de ventas.
		• Recabar y proporcionar a la dirección de marketing y general la máxima información del mercado:
		   - Necesidades de los clientes actuales y potenciales.
		   - Actividades de la competencia.
		   - Nuevos productos lanzados al mercado.
		• Participar en la elaboración del plan de marketing.
		• Elaborar, presentar y poner en marcha el plan de ventas:
		   - Establecer los objetivos comerciales globales en coherencia con el Plan de Marketing.
		   - Diseñar la estrategia comercial.
		   - Controlar y realizar el seguimiento de los resultados del Plan de Marketing.
		• Responsabilizarse de la consecución de los objetivos comerciales.
		• Gestionar la relación con los principales clientes de la empresa.
		• Liderar la acción comercial.
		• Organizar el departamento comercial.

Tabla 6. Perfil del director del área técnica de un centro de fitness.

PERFIL	**FORMACIÓN**	Titulación universitaria de Grado Superior o Medio en: • Ciencias de la Actividad Física y el Deporte.
	CARACTE-RÍSTICAS PERSONALES	• Con conocimientos técnicos de clases colectivas. • Dominio de los diferentes sistemas de entrenamiento a ejecutar tanto en la sala fitness como en piscina. • Persona activa y gran capacidad de trabajo. • Capacidad de liderazgo, iniciativa y creatividad. • Facilidad para el trato humano y con un buen sentido del humor. • Apariencia personal agradable y deportiva. • Amante de la práctica deportiva. • Compromiso e identificación con los objetivos y filosofía de la empresa. • Dominio de idiomas y nuevas tecnologías.

FUNCIONES		En base a Navarro (2011):
		• Organizar, controlar, valorar, implicar y motivar al personal técnico.
		• Trasladar la misión del club y gestionar desde el contacto personal con el socio.
		• Planificar la gestión técnica de la instalación desde el punto de vista:
		   - Estratégico. A nivel de expansión, tecnológico e innovación.
		   - Económico: Fijando presupuestos y objetivos a conseguir procurando la consecución del plan de negocio fijado.
		   - Procedimiento: Marcando protocolos de trabajo de departamentos y staff.
		• Gestionar su equipo y recurso de la mejor manera posible teniendo en cuenta objetivos, mercado y misión de la empresa.
		• Responsable último del área técnica, de su calidad y de su correcto funcionamiento.
		• Integrador del producto con las necesidades y experiencias del cliente. (fidelización del producto).

TÉCNICO CRM FITNESS

En ocasiones nos alejamos del sentido último de nuestra empresa, la venta de servicios "fitness". Contamos con especializados profesionales pero que, en muchos casos, podrían dedicarse indistintamente a cualquier otra industria. En el caso de los comerciales o ventas en concreto, es muy común contar con fantásticos vendedores pero que no cuentan ni con la formación ni con los conocimientos específicos de los servicios que ofrecemos. Esto impide que las ventas se basen en fundamentos técnicos que facilitarán, sin lugar a dudas, tanto la venta en sí como la satisfacción futura del socio.

Por todo ello, apostamos por la nueva figura del Técnico Customer Relationship Management (CRM) Fitness que estará a caballo entre un comercial y un técnico fitness.

Tabla 7. Perfil del técnico CRM fitness.

PERFIL	**FORMACIÓN**	Formación Profesional de Primer Grado en: • Actividades físicas y deportivas. • Comercial y venta.
	CARACTE-RÍSTICAS PERSONALES	• Buena presencia y formas. • Capacidad de adaptación a las diferentes situaciones y clientes. • Conocimiento absoluto de los servicios y los aspectos técnicos de éstos. • Continua renovación. • Buen comunicador. • Proactivo. Reconoce el problema y lo resuelve. • Constante. • Organizado. Sigue minuciosamente los pasos de cada protocolo. • Transmite confianza. • Ambicioso. • Carismático. • Dominio de idiomas.
FUNCIONES		• Informar y cerrar ventas. • Asesorar técnicamente como medio de captación y fidelización. • Realizar función comercial interna. • Atender al cliente. • Recoger datos. • Mantener la comunicación directa y eficaz tanto con el director de marketing, Comercial y Responsable de Atención al Cliente.

Todas estas funciones se pueden englobar en dos muy generales. El Técnico CRM Fitness deberá ejecutar estrategias tanto de captación-venta como de fidelización.

Debe seguir minuciosamente un protocolo de actuación en cada una de las funciones a desarrollar. El cliente debe poder encontrar en este técnico, las respuestas a todas las inquietudes y demandas que pueda plantear en relación a los servicios ofrecidos por la empresa, tanto desde el sentido más administrativo como desde el sentido técnico. Con esta figura conseguimos una atención global que, seguro, resulta mucho más efectiva y, sin duda, mucho más cómoda y satisfactoria para el cliente. Esto también facilita una atención más personalizada, al tener este técnico la información más completa del usuario al que atiende.

En lo que se diferencia respecto a otros comerciales o técnicos de venta, es en que es capaz de dar un servicio de atención completa desde el inicio, donde aprovechará sus conocimientos técnicos para, a través de la información recogida en la cita, elaborar un primer asesoramiento en base a los objetivos que se marca el cliente y sus características.

Función de captación / venta

Preferiblemente la cita debe ser concretada previamente, aunque si no fuera posible también podrá realizarse en el mismo momento que llega un potencial usuario a solicitar información al Centro. Lo primero que deberá hacer el Técnico CRM es solicitar la información básica necesaria como datos personales y de contacto, así como un pequeño historial de práctica deportiva, objetivos y demandas del posible cliente. Una vez que el técnico posee esta información llevará al cliente en un "club tour" adaptado donde ya se le irá orientando y mostrando lo que podría practicar en base a la información aportada.

Sólo una vez mostrado los servicios y posibilidades que tiene nuestro Centro le detallaremos las condiciones de contratación y de pago.

Si hemos conseguido cerrar la venta, será este mismo técnico la persona encargada de explicarle minuciosamente el funcionamiento del Centro Fitness y hacerle el primer asesoramiento técnico global. El hecho de que sea éste el técnico encargado se fundamenta en varios motivos:

- Posee la información más completa.
- Se hace innecesario que el cliente vuelva a tener que dar la información respecto a sus objetivos, circunstancias, demandas...
- Nos aseguramos que desde este inicio el cliente tiene la información necesaria para poder llevar a cabo el trabajo que deberá hacerle cumplir sus objetivos, por lo tanto reducimos el sentimiento que poseen gran cantidad de usuarios al iniciarse en la práctica deportiva en un Centro Fitness de desconcierto e inseguridad.

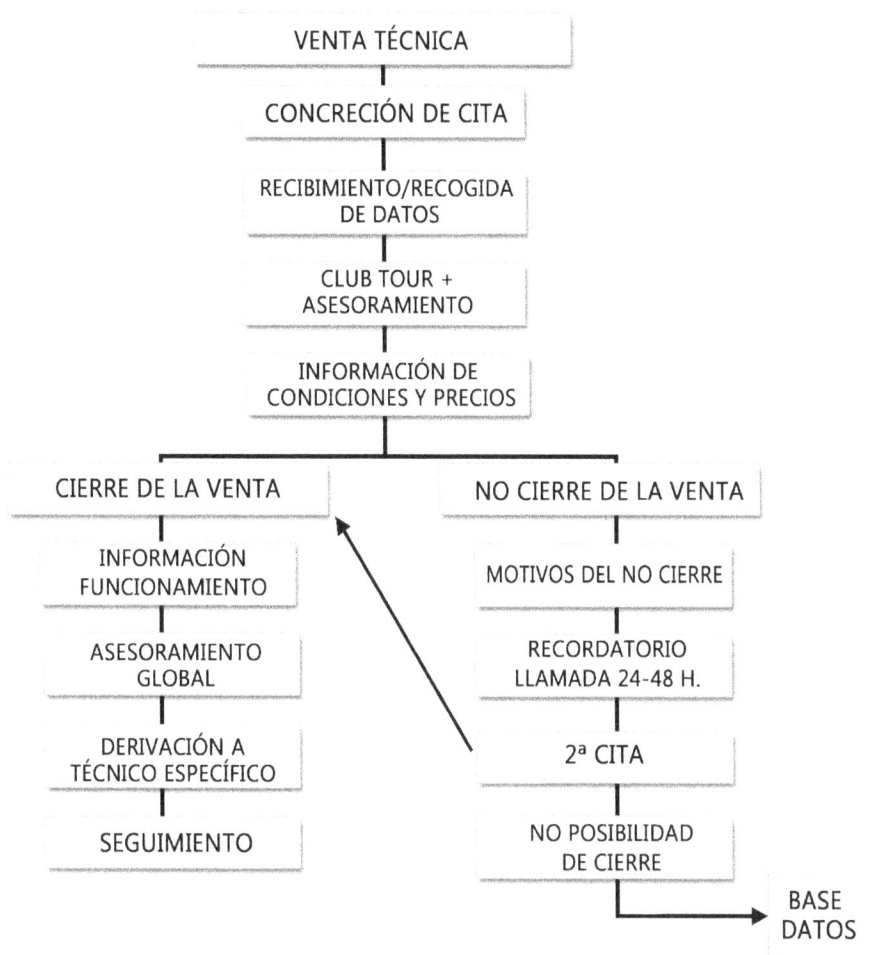

Figura 1. Protocolo de Venta Técnica del Técnico CRM Fitness.

Una vez que se le ha asignado una rutina global de entrenamiento, se le deriva, acompañándolo y presentándolo ante el técnico bien de clase colectiva, bien técnico de fitness o de actividades acuáticas que le hará el trabajo específico.

Importante, una vez llegado a este punto el seguimiento de este abonado. Esto es fundamental para asegurar su satisfacción y continuidad con nosotros. Más adelante detallamos este segundo proceso.

En el caso de no haber conseguido cerrar la venta en la primera cita, se le hará una llamada entre las 24 y 48 horas posteriores para comprobar el estado de la posible venta. Si fuera posible, concertaremos una segunda cita donde debemos afinar lo que ofrecemos al cliente, si contamos con el margen necesario para hacer una propuesta económica más atractiva o bien hacer una mejor adaptación a la demanda de éste.

Si detectamos que en ningún caso será posible el cierre de la venta en ese momento, siempre bajo autorización firmada (recogida en el formulario que nos rellena inicialmente en la primera cita) introduciremos sus datos en nuestra base para la realización de futuras campañas.

Función de seguimiento

Uno de los errores más comunes que se cometen en la atención al nuevo usuario es que una vez que hemos conseguido cerrar la venta nos olvidamos de continuar con la excelente atención que le hemos brindado. Es evidente que esta atención debe ser correspondida con la que le ofrezca el resto de técnicos y trabajadores de la empresa pero resulta positivo que el mismo Técnico CRM que le recibió, realice un pequeño proceso de seguimiento para asegurar la satisfacción y cumplimiento de expectativas primeras.

Para el cumplimiento de este objetivo, el Técnico CRM deberá establecer tres contactos obligados con el nuevo socio. El objeto de estos contactos que, inicialmente, serán vía telefónica, es conocer y así registrar la situación en la que se encuentra el abonado y, si fuera necesario, ofrecerle las soluciones pertinentes a las inquietudes mostradas.

Resulta bastante efectivo pasar una breve encuesta de satisfacción. En cualquier caso, las llamadas deben estar protocolizadas.

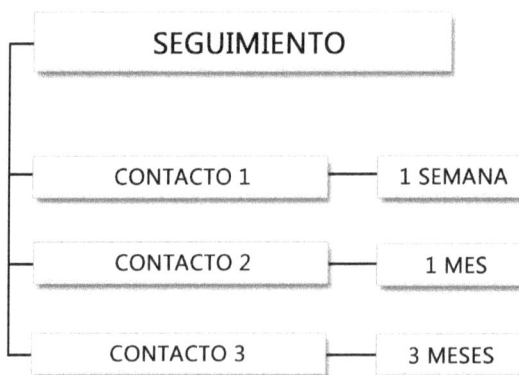

```
┌─ SEGUIMIENTO
│
├─ CONTACTO 1 ── 1 SEMANA
│
├─ CONTACTO 2 ── 1 MES
│
└─ CONTACTO 3 ── 3 MESES
```

Figura 2. Protocolo de Seguimiento del Técnico CRM Fitness.

Esto no quiere decir que, una vez finalizado el periodo de tres meses donde existe una responsabilidad directa del técnico CRM, se obvie el seguimiento y el trabajo de fidelización de este nuevo usuario, aunque sí estará fuera de su competencia debido a la imposibilidad de abarcar un número tan amplio de funciones.

BIBLIOGRAFÍA

- Bates, M. (2008). *Health fitness Management. A comprehensive Resource for Managing and Operating Programs and Facilities.* Champaign, IL: Human Kinetics.
- Cantera, J. y Alcorlo, J. M. (2002). P*erfil Ocupacional y competencial del Director de RRHH en el nuevo milenio.* [en línea] Madrid, Centro de Investigación de RRHH. [citado 03-07-2011] Formato html, Disponible en Internet: http://www.ucm.es/info/teamwork/abarrasa/pub/other1.pdf
- Contreras, O. R. (2004). *Didáctica de la educación física* (2ª. Ed.). Barcelona: INDE.
- Centro Europeo de Empresas Innovadoras. (2008). Fidelización de los Recursos Humanos, 27, 7- 9
- Dale, S., Godinet, S., Kearse, N. y Field, A. (2009). *The future of fitness. A white paper.* Les Mills International Ltd
- España. II Convenio Colectivo de Instalaciones Deportivas y Gimnasios, de 23 de agosto. Boletín Oficial del Estado, 6 de septiembre de 2006, núm. 213, p. 31852
- García Ferrando, M. (2006). Veinticinco años de análisis del comportamiento deportivo de la población española (1980-2005). *Revista Internacional de Sociología, 44,* 15 – 38.
- Griesbeck, J. (1995). Las ciencias del deporte y la sociedad moderna. *Revista Educación Física y Deporte, 17*(1), 91 – 101.
- Ispizua M. y Monteagudo M. J. (2005). Ocio y deporte: nuevas claves para el desarrollo humano. En García Ferrando M., *Sociología del Deporte.* 250-270. Madrid: Alianza.
- Mascareñas, J. (2007). *Introducción a la gestión del riesgo.* Universidad Complutense de Madrid. Extraído el 4 de julio de 2011 desde http://www.ucm.es/info/jmas/mon/20.pdf
- McPherson, B., Curtis, J. y Loy, J. (1989). *The social significance of sport.* Champaign, IL: Human kinetics
- Muñiz, R. (2011). *Marketing en el Siglo XXI. 3ª Edición. Editorial Centros de Estudios Financieros.* Disponible en web: http://www.marketin-xxi.com. Consulta 04/07/2011.
- Navarro, J. (2011). P*lanificación Seguimiento y Control del Área Técnica caso We.* Jornadas IAD: Dirección Técnica en Centros Wellness. Málaga.
- Quesada, S. (2008). Los nuevos valores sociales y su influencia en la gestión de los recursos humanos. de las empresas deportivas. *Revista Ciencias de la Actividad Física y del Deporte de la Universidad Católica de San Antonio, 3* (8), 12.

- Sainz de Vicuña, J.M. (2011) *El Plan de marketing en la práctica.* 15ª ed. Madrid: ESIC.
- Thompson, W. (2010). Worldwide survey of fitness trends for 2011. *ACSM's Health & Fitness Journal, 14(*6), 15 – 16.

Módulo II

GENERANDO BENEFICIOS A TRAVÉS DEL MARKETING RELACIONAL

ESTRATEGIA DE CRECIMIENTO DE UN CENTRO DE FITNESS A TRAVÉS DE LA CREACION DE VALOR, SATISFACCION Y FIDELIDAD DE LOS CLIENTES

David Martín Ruíz

INTRODUCCIÓN: CONCEPTOS DE VALOR, SATISFACCIÓN Y LEALTAD

En la difícil situación actual, las organizaciones de servicios se siguen enfrentando al mismo reto de siempre: sobrevivir y crecer. La obtención de ventajas duraderas es clave para tener éxito en este desafío, debido a los profundos y rápidos cambios del entorno. ¿Cuál o cuáles pueden ser fuentes válidas para el logro de las ventajas competitivas que garanticen el éxito comercial? Si analizamos a las empresas de más éxito en cada tipo de servicio podremos observar que las estrategias de creación de valor para el cliente son parte esencial en su posición dominante, debido a la conexión de las mismas con sus resultados financieros. De hecho, la creación de valor percibido por y para el cliente ha recibido el calificativo de ventaja competitiva del siglo XXI (Woodruff, 1997).

¿De dónde viene esta importancia de la generación de valor para el cliente? ¿Por qué es tan necesario comprender los mecanismos que rigen la percepción del valor? La razón principal de cualquier empresa para existir son sus clientes. Los clientes son el activo más importante de las organizaciones, porque sin clientes no hay ingresos, y sin ingresos la salud de la organización se complica hasta poner seriamente en peligro su existencia. Por ello, atraer, satisfacer y retener a los mejores clientes debe ser el centro de la gestión de cualquier organización que desee triunfar, incluyendo por supuesto, a los centros de fitness.

El dilema es cómo conseguirlo. En un mercado con múltiples alternativas, la premisa de partida es que los clientes elegirán la que más valor les reporte siempre que ésta cumpla con unas expectativas mínimas. Por lo tanto, conseguir que la oferta de la organización satisfaga las exigencias de los clientes y además tenga un valor superior a las ofertas de la competencia es condición indispensable para satisfacer y retener a los clientes.

¿Hasta dónde hay que llegar para satisfacer a los clientes del centro? Los principios de eficiencia y rentabilidad imponen una clara limitación en el funcionamiento de este tipo de organizaciones. Sin embargo, las inversiones realizadas para satisfacer a los clientes adecuados (Reichheld, 1996) suelen tener grandes resultados. Normalmente las organizaciones sólo han considerado la *cantidad* de clientes a los que sirven, sin incorporar medidas relativas a la *calidad* de los mismos. Es decir, la mayoría de los centros de fitness operan bajo la premisa de que, cuanto mayor sea el número de clientes, mejor, siempre que haya capacidad para servirlos.

Sin embargo, un centro que oriente su gestión hacia el cliente puede averiguar que todos los clientes no representan el mismo valor para ellos. Dicho de otro modo, hay clientes mejores y clientes peores, ya que cada cliente tiene un valor de vida (Rust, Zeithaml y Lemon, 2000) y un potencial diferente. Lo lógico es hacer más esfuerzos para conquistar y mantener a los mejores clientes, ya que éstos reportan mayores beneficios para la empresa, y esfuerzos moderados para aquellos clientes cuya aportación a los beneficios de la empresa es menor. Este es el principio que subyace en la gestión de relaciones con los clientes (CRM), cuyo objetivo final es la fidelización de los clientes adecuados.

En otros sectores de servicios, algunas empresas que han conseguido medir la rentabilidad de sus clientes individuales han descubierto que tienen clientes no rentables. ¿Qué hacer si se está perdiendo dinero y otros recursos por servir a un cliente que no es rentable? En primer lugar, lo mejor sería no haberlos captado en el pasado, pero una vez cometida la equivocación, si no es posible convertirlos en rentables, la empresa debería *intentar perderlos*. En muchas ocasiones, esta maniobra puede ser muy difícil de realizar, o incluso representar un serio problema de imagen para la empresa que lo intenta. En el caso de los centros de fitness, la interacción simultánea de los clientes a la hora de experimentar el servicio hace especialmente relevante la gestión de clientes "problemáticos".

En conclusión, el valor percibido por el cliente y su valor de vida son dos caras de la misma moneda, una moneda acuñada por el metal de la fidelidad. Como veremos a lo largo del capítulo, la alineación entre ambos es esencial para mantener el equilibrio de la compañía y sostener una posición de ventaja frente a los competidores. Además esta ventaja puede hacerse sostenible en el tiempo si se sabe aprovechar el círculo vicioso positivo que representa la creación de valor para el cliente. Así, los recursos generados por la retención de los clientes pueden servir para crear valor para los empleados y los inversores de la empresa, contribuyendo a la estabilidad y mantenimiento de los mismos, y por lo tanto, a contribuir a la mejora y el crecimiento de la organización.

A continuación, antes de profundizar en el estudio y la importancia de estos conceptos, es necesario delimitar lo más posible su significado y alcance, así como sus características diferenciadoras.

El valor percibido

El valor percibido ha sido definido desde un gran número de perspectivas (Martín et al., 2008). Así, podemos encontrar definiciones relativas al valor percibido de un producto tangible, de la experiencia de un servicio, de una relación, etc. dependiendo del cuál sea el objeto juzgado. En cualquier caso, todas aportan algún elemento que nos ayuda a entender mejor el alcance de este concepto.

Tomando el caso de un servicio, el valor percibido se define como "el juicio relativo que realiza el cliente acerca de los beneficios que recibe con la prestación del servicio frente a los sacrificios que tiene que afrontar para adquirirlo". Esta es una definición básica que ha servido de punto de partida a otras contribuciones relativas a posibles características del valor. Butz y Godstein (1996) han querido destacar la importancia de un componente emocional que puede tener el juicio de valor, especialmente en el contexto de una relación prolongada con un proveedor. De esta manera, "por valor del cliente se entienden los lazos emocionales establecidos entre el cliente y el productor, después de que el cliente haya utilizado un producto o servicio del productor y haya encontrado en el mismo valor añadido". Estos lazos emocionales conducen al consumidor a comprar repetidamente de un mismo proveedor, así como a recomendarlo a amigos y familiares y a resistirse a las ofertas de la competencia.

Holbrook (1994) concibe el valor como el *resultado de una experiencia de consumo*. Desde su punto de vista, el valor es "una experiencia interactiva (con algún objeto) de preferencia relativa". Es una experiencia porque el valor se deriva del consumo de los servicios de un objeto, que puede ser un producto, un servicio, una idea, una persona, un suceso, un lugar... Es interactiva porque necesariamente resulta de la interacción entre un sujeto y el centro de fitness en cuestión. Y es una preferencia relativa porque indica una elección que depende de una comparación entre las distintas posibilidades existentes, de la persona que esté realizando el juicio de valor, y del contexto o situación en el que éste se realiza. Así, "todas las evaluaciones se llevan a cabo en un contexto comparativo", por lo que no se puede establecer el valor en términos absolutos. Asimismo, depende de la persona que está evaluando el objeto, por lo que se trata de un concepto absolutamente subjetivo. El contexto o situación en el que el sujeto se encuentre también influye en la percepción del valor, que, por tanto, depende del momento temporal. Por lo tanto, el valor por definición está asociado al proceso de entrega del servicio.

Pese a todas las definiciones distintas que se han realizado del valor en los últimos años, es posible identificar una serie de características comunes, que nos permiten tener una perspectiva clara de lo que es y representa el valor para el cliente de un centro de fitness. Dichas características son las siguientes:

- Está basado en percepciones del cliente, y en ningún caso puede ser determinado objetivamente por el centro de fitness. Por lo tanto, es un juicio altamente subjetivo, ya que es el cliente el único capacitado para percibir si el servicio prestado por el centro ofrece un valor determinado. Así, al ser una percepción subjetiva, es obvio que dos clientes pueden tener percepciones totalmente diferentes de un mismo centro. Pero es más, un mismo cliente puede tener percepciones diferentes del servicio prestado por el centro a lo largo de su vida, a medida que cambian sus expectativas, necesidades y preferencias, y también a medida que cambia su relación con el proveedor (Parasuraman, 1997).

- El juicio se hace sobre una comparación implícita entre lo que se recibe (o va a recibirse) – conjunto de beneficios percibidos para el cliente – y lo que se da (o va a darse) – conjunto de sacrificios percibidos por el cliente. La implicación teórica directa es que si un centro quiere incrementar el valor para el cliente puede aumentar los beneficios de sus productos y servicios, bien reducir los sacrificios del cliente, o bien hacer ambas cosas a la vez.

- Se trata de un juicio relativo; es decir, cuando el cliente realiza la comparación tiene en cuenta cuáles son las alternativas que tiene disponibles en el mercado, incluyendo la alternativa de la auto-producción como caso extremo (por ejemplo, puede irse a correr al parque). El resultado de esta comparación influye positivamente en la decisión de compra, bajo la premisa de partida de que el cliente optará por aquella opción que le reporte un mayor valor.

– Se trata de un juicio dinámico, ya que éste puede cambiar con el tiempo. Existen dos momentos en los que se puede juzgar el valor percibido de un centro: antes de la inscripción, o después de la misma, cuando se está utilizando. Así, si el servicio del centro es juzgado antes de la compra, el cliente se formará expectativas de los beneficios y sacrificios esperados, percibidos a través de los atributos tangibles de la oferta (instalaciones, etc.). Por otra parte, si el juicio los realiza durante el uso y después del mismo, son las consecuencias y el resultado obtenido – los beneficios y sacrificios reales – lo que valora el cliente. Así pues, en función de cuándo se realiza el juicio podemos hablar de un valor deseado, que es aquel que el consumidor imagina, durante la evaluación de alternativas, que va a recibir – y, en segundo lugar, de un valor recibido, los resultados y consecuencias percibidos a medida que el cliente usa el producto o servicio y éste satisface sus objetivos y necesidades. En este sentido, establecer un período de prueba gratuita para los clientes nuevos puede ser una buena estrategia para disminuir el gap entre las expectativas previas y las percepciones posteriores.

Resumiendo, podemos decir que el valor percibido es "un juicio que realiza el cliente, en el que compara los beneficios recibidos o esperados, con los sacrificios afrontados o esperados en la adquisición del servicio, teniendo en cuenta las alternativas disponibles en el mercado, y que influye positivamente su elección de compra". Teniendo en cuenta las características del valor, es el momento de diferenciarlo de los conceptos de satisfacción y de lealtad del cliente, si bien éstos están íntimamente relacionados.

La satisfacción del cliente

Hay gran diferencia entre el valor y la satisfacción. La satisfacción es un tipo de respuesta emocional que puede variar en intensidad según el contexto. El objeto de la misma implica alguna comparación con algún estándar (expectativas, deseos), lo que se conoce como paradigma disconfirmatorio. De esta forma, la satisfacción del cliente puede considerarse como "el sentimiento de placer o decepción resultante de comparar el resultado de un producto o servicio con las expectativas previas que el cliente tenía de él". Si el rendimiento del centro de fitness no llega al esperado por el cliente, entonces éste quedará insatisfecho con el mismo, mientras que si el resultado supera las expectativas, entonces estará satisfecho o incluso encantado con el proveedor.

La articulación de la satisfacción bajo el paradigma disconfirmatorio significa que el centro deportivo tiene que gestionar dos magnitudes para controlar el nivel de satisfacción de sus clientes. Por una parte, debe procurar un nivel de rendimiento adecuado en sus productos y servicios, y además debe intentar controlar el nivel de las expectativas de su mercado. Si las expectativas del cliente son muy elevadas, se corre el riesgo de no estar a su altura en el momento de la verdad, generando clientes insatisfechos. Sin embargo, si se gestionan las expectativas para tengan un nivel bajo, es probable que no se atraiga a un número suficiente de clientes. Por lo tanto, lo más razonable es adaptar las expectativas al nivel de servicio que el centro puede prestar de forma consistente.

La formación de expectativas

En cualquier caso, gestionar el nivel de las expectativas de los clientes no es tarea fácil porque éstas no están completamente bajo el control del centro. Los clientes forman sus expectativas a través de una serie de fuentes, que pueden ser tanto internas como externas. Las fuentes externas son las informaciones relativas a los servicios de los centros que recibe el cliente desde el exterior, mientras que las fuentes internas hacen referencia a las experiencias propias que haya tenido el cliente hasta ese momento.

Cuando un cliente aún no tiene mucha experiencia – o no tiene ninguna – con el centro deportivo, las fuentes externas (referencias, anuncios, etc.) tienen más peso que las fuentes internas. El problema es que solo parte de estas comunicaciones externas – las que vienen del propio centro – están bajo control directo. Es por eso que éste no debe caer en la tentación de prometer en exceso con estas comunicaciones para atraer a más clientes si no se tiene la capacidad de cumplir esas promesas. Este es un aspecto especialmente importante si tenemos en cuenta que las demás comunicaciones externas que recibe el cliente, como las informaciones de los competidores, referencias de otros clientes, de familiares, etc. no suelen estar bajo el control directo del centro deportivo.

Por otra parte, la naturaleza de estas expectativas es dinámica, de forma que van actualizándose a medida que se producen interacciones entre el centro y el cliente. La gestión de las expectativas se convierte pues, en una tarea clave y difícil para la adecuada prestación de los servicios deportivos, que hay que afrontar de una forma activa, y no dejarse al azar. Cuando se ofrece un nivel de servicio superior, las expectativas de los clientes se elevan, lo que hace que sean más difíciles de satisfacer en el futuro. Sin embargo, siempre que el centro sea capaz de cumplir con las expectativas generadas, serán los competidores los más dañados por esta práctica, ya que sus niveles de servicio quedarán por debajo de los mínimos esperados por el cliente.

El énfasis en la gestión orientada a la satisfacción de los clientes ha sido santo y seña de muchas empresas de servicios. Así, las encuestas de satisfacción han estado y están a la orden del día, llegando a jugar un papel muy importante en proceso de toma de decisiones comerciales. Sin embargo, estudios empíricos han demostrado que hay que tener cierta precaución con ellas, ya que son numerosos los clientes "satisfechos" que desertan, así como los clientes insatisfechos que no lo hacen (Jones y Sasser, 1995). El argumento es sencillo: a mayor satisfacción, más probabilidad de renovar o mantener el servicio, lo cual repercutirá directamente en la rentabilidad del centro. Sin embargo, mientras que un cliente muy insatisfecho es prácticamente seguro un cliente perdido, lo contrario no es del todo cierto. Aunque no es común, hay clientes satisfechos que cambian o abandonan el servicio. Esto sugiere que las claves en las decisiones de compra de los clientes pueden tener su fuente en otro lugar, ya que la satisfacción parece ser el síntoma, más que la causa de que los productos y servicios de la empresa funcionen en el mercado.

El concepto de lealtad

En un mercado repleto de alternativas, novedades, promociones, oportunidades, ¿es posible encontrar clientes auténticamente leales? ¿Es fiel un cliente que acude al centro deportivo porque no tiene otra alternativa disponible? Estas son cuestiones difíciles si no se delimita el concepto de lealtad: qué es un cliente fiel, y qué no lo es.

La lealtad se ha estudiado generalmente desde la perspectiva comportamental, donde el aspecto que más se ha resaltado es la disposición para volver a adquirir el producto o servicio (Gremler y Brown, 1996). Así, la recompra o las propias intenciones de recompra han sido en muchas ocasiones tomadas como único indicador de la fidelidad. Obviamente se trata de un componente muy importante, ya que afecta directamente al flujo de fondos de la empresa. A pesar de la importancia lógica de un comportamiento efectivo, hay que tener en cuenta que en muchas ocasiones dicho comportamiento no se produce, o puede producirse por otros motivos no relacionados con las medidas de la empresa.

En este sentido, Dick y Basu (1994) consideran que la auténtica lealtad sólo existe cuando la repetición de compra coexiste con una actitud altamente positiva hacia la empresa. Esta actitud se manifestaría, por ejemplo, en la predisposición a recomendar el centro a otros clientes potenciales, a tolerar precios más altos o a ser inmune a las ofertas de los posibles competidores y sus opciones alternativas. Existen cuatro situaciones posibles:

- La fidelidad auténtica sólo se produciría si la repetición de compra estuviera asociada a una actitud favorable por parte del individuo hacia el centro deportivo. Sin embargo, a veces es posible que en algunos casos la repetición en la compra no sea consecuencia de dicha actitud, sino de otros factores como la ausencia de alternativas razonables o los costes de cambio (ej. inversión económica perdida, cláusulas de permanencia, etc.). Este sería el caso de la fidelidad falsa o espúrea. Se ha comprobado que las barreras a la hora de cambiar de proveedor, ejercen una influencia muy importante entre la lealtad y sus posibles antecedentes.

- Por otra parte, en ocasiones una actitud favorable hacia la empresa no se traduce en un comportamiento de recompra positivo. Normalmente son circunstancias personales las responsables de esta situación, llamada fidelidad latente. Puede ocurrir que el cliente esté insatisfecho con algún elemento concreto, como, por ejemplo, el horario de las actividades del centro; esto pone de manifiesto el hecho de diseñar una oferta compensada en todos sus componentes (satisfacción con los beneficios + satisfacción con los sacrificios). En cualquier caso, el componente más difícil de lograr es la actitud, por lo que si se vencen las demás barreras no debe resultar complicado convertir a estos clientes en fieles. Finalmente está la situación en la que ni la actitud ni el comportamiento de compra son altos, la no fidelidad. Se trata de clientes ocasionales que no desarrollarán una relación continuada con el centro.

Además de las dos dimensiones anteriores se ha unido también un componente cognitivo de la lealtad, que hace referencia a la actitud del cliente frente a las alternativas que tiene disponibles. Así, la lealtad la definen Gremler y Brown (1996) como "el grado en el que el cliente realiza un comportamiento de repetición de compra de un proveedor de servicios, presenta una disposición actitudinal positiva hacia el mismo, y considera a éste como la única alternativa cuando surge la necesidad del servicio".

LA CREACIÓN DE VALOR PARA EL CLIENTE DEL CENTRO DE FITNESS

La estrategia de creación de valor: componentes

Para desarrollar las estrategias de creación de valor hay que tener claro qué es el valor. En el epígrafe anterior se especificaba que el valor representa una comparación entre una serie de beneficios y de sacrificios. Dichos beneficios y sacrificios son los componentes del valor. Por lo tanto, una empresa puede mejorar el valor creado, bien aumentando los beneficios de sus servicios, o bien reduciendo los sacrificios que tiene que afrontar el cliente. La clave es invertir en aquellos aspectos más valorados por el cliente y que más contribuyen a diferenciarnos de los competidores. Pero exactamente, ¿cuáles son los beneficios que reciben el cliente y los sacrificios que ha de afrontar? Los beneficios que recibe el cliente son tres: la calidad de la oferta recibida, la imagen de la marca que se compra, y en el caso de tener una relación continuada con el proveedor del servicio, las ventajas derivadas de la misma. Los sacrificios que ha de hacer el cliente para adquirir el servicio son de dos tipos: monetarios y no monetarios.

Los beneficios percibidos

Está comúnmente aceptado que la prestación de una oferta de alto valor para el cliente debe sustentarse en la calidad. Es decir, cuánto mejor sea el producto o servicio, más beneficios para el cliente. Si la oferta de la empresa está compuesta, al menos parcialmente, por elementos tangibles, entonces la calidad del producto tendrá un papel muy importante en la formación del valor percibido del cliente. Asimismo, existen muy pocas ofertas que no incorporen alguna actividad intangible, por lo que la calidad de servicio es un componente fundamental del valor percibido. Por ejemplo, el equipamiento del centro de fitness es un elemento tangible, cuya calidad afecta a la calidad de la oferta, mientras que el desarrollo de las clases, actividades, etc. es de naturaleza intangible.

¿Qué es la calidad? La calidad es el juicio que realiza el consumidor sobre la excelencia o superioridad general de un producto o servicio. Es decir, la calidad es un juicio subjetivo que, como el valor, está determinada por el cliente. La calidad de los productos es más fácil de juzgar porque existen atributos visibles para el consumidor. En cambio, la calidad de un servicio, al ser intangible, no puede ser evaluada hasta el cliente no lo haya recibido, y en ocasiones, ni eso. Esta carencia de visibilidad hace que la calidad de servicio sea un elemento fundamental en la creación de valor, ya que es el componente más difícil de imitar por parte de los competidores y la base sobre la que se sustenta la diferenciación y la ventaja competitiva.

Los clientes utilizan atributos diferentes para evaluar los servicios de los que utilizan para los productos. Estos atributos los pueden obtener durante los encuentros de servicio, que es donde la calidad se hace evidente para el cliente. Un encuentro de servicio se define como el período de tiempo en el cual el cliente interacciona directamente con el servicio. Cada vez que un cliente entra en contacto con la organización por cualquier vía (teléfono, correo, en persona o vía tecnológica) tiene lugar un encuentro de servicio. Desde la perspectiva del cliente, es durante esos encuentros donde se produce el servicio y se construye la relación, ya que éstos pueden comprobar en ese momento la capacidad del centro para cumplir sus promesas y las expectativas generadas. Para la organización, cada encuentro representa una oportunidad para demostrar la calidad de servicio potencial que puede prestar, así como para ganar la confianza que lleve a la lealtad del cliente. A partir de la acumulación de encuentros los clientes se van formando un juicio de la calidad general de los servicios de la empresa. Los atributos que los clientes consideran al hacer esta evaluación son los siguientes:

- Fiabilidad: cumplimiento preciso y fiable del servicio prometido a la primera ocasión.
- Capacidad de respuesta: voluntad y disposición de los empleados de la compañía para ofrecer un servicio rápido.
- Competencia: posesión del conocimiento y las habilidades necesarias para prestar el servicio.
- Accesibilidad: aproximación y facilidad de contacto del personal de servicio; tiempos de espera.
- Cortesía: educación, consideración y amabilidad del personal de servicio.
- Comunicación: saber escuchar y mantener informados a los clientes en un lenguaje adecuado para cada cliente.

- Credibilidad: honestidad, confianza, creencia. Poner en primer lugar los intereses del cliente.
- Seguridad: ausencia de dudas, riesgos o peligros.
- Conocimiento del cliente: hacer un esfuerzo por conocer las necesidades de los clientes.
- Elementos tangibles: evidencia física del servicio.

Una estrategia de diferenciación basada en la calidad suele complementarse con la construcción de una imagen de marca, que capture las características principales del valor de los servicios del centro. La imagen de marca, desde el punto de vista del cliente, recoge "el grado de preferencia manifestado por el cliente hacia el centro, resultante de un juicio subjetivo e intangible distinto del resto de condiciones de la oferta de la empresa". La imagen de marca es una fuente de creación de valor para el cliente porque es uno de los atributos externos que los clientes utilizan para reducir la incertidumbre en cuanto a la prestación futura de un producto o servicio antes de la compra.

Las empresas invierten un gran número de recursos en diferenciar sus marcas y dotarlas de una determinada imagen. Sin embargo, las grandes marcas son aquellas que consiguen establecer una conexión emocional con los clientes. Traspasan el nivel puramente económico y racional para provocar sentimientos de afecto, cercanía y confianza. Las marcas que conectan con los sentimientos de los clientes son aquellas capaces de reflejar sus valores principales, que se demuestran durante las experiencias de servicio. En este sentido, si se promociona una marca basándonos en aspectos económicos, como el precio, se desaprovecha la oportunidad de establecer vínculos emocionales.

La calidad y la marca son beneficios accesibles a todos los clientes. Sin embargo, hay clientes que inician una relación con el proveedor y al ser mejores clientes que el resto, reciben una serie de beneficios extraordinarios. Los beneficios relacionales son aquellos que van más allá de la prestación de un servicio básico satisfactorio. Estos beneficios pueden ser de tres tipos: psicológicos, sociales, y económicos.

Los beneficios psicológicos se refieren a la sensación de seguridad, la confianza y la reducción de ansiedad que experimenta un cliente por mantener una relación con el centro. Los beneficios sociales incluyen la amistad, el conocimiento y reconocimiento que siente el cliente tras desarrollar una relación personal con un proveedor. Finalmente, los beneficios económicos o tratamiento especial incluyen descuentos, mejores condiciones obtenidas en precios, ofertas especiales, trato preferente, y atenciones extra o servicios adicionales. El desarrollo de este tipo de beneficios se justifica porque no todos los clientes tienen la misma importancia para la empresa, como veremos a lo largo del epígrafe siguiente del tema. Así una gestión relacional adecuada debe fortalecer los lazos con los clientes más rentables, procurando una serie de ventajas crecientes a medida que el cliente tiene más valor.

Los sacrificios percibidos

En el otro lado de la ecuación están los sacrificios que debe afrontar el cliente para adquirir los beneficios que acabamos de presentar. Estos sacrificios son de dos tipos: monetarios y no monetarios. El sacrificio monetario evidente es el precio a pagar por disfrutar de los servicios del centro deportivo. Sin embargo, desde el punto de vista del cliente, el precio sólo tiene significado cuando se tiene en cuenta con relación a los beneficios recibidos, tanto tangibles como psicológicos, y en comparación con las alternativas disponibles.

Determinar correctamente, desde el punto de vista del cliente, el precio de los servicios no es sencillo. La razón de la dificultad estriba en la intangibilidad de los mismos, que hace que los clientes no comprendan los verdaderos precios que están pagando y si están obteniendo el mejor valor posible. Por otra parte, las compañías no entienden la forma en la que los clientes evalúan y utilizan sus servicios y, en ocasiones, cometen graves errores a la hora de establecer los precios. La clave para que una estrategia de precios no fracase está en relacionar el precio que tiene que pagar el cliente con el valor que reciben. No todos los clientes quieren un precio bajo, pero todos quieren algo que valga el precio que hay que pagar. Es decir, el precio no puede considerarse de forma aislada a todos los demás componentes del valor.

Pero no debemos caer en el error de que el precio es el único sacrificio que tiene que realizar el cliente. Uno de los recursos que más escasean hoy en día para los clientes es el tiempo. Los clientes tenemos que emplear tiempo, energía y esfuerzo para adquirir productos y servicios, y aún más para entablar una relación con un proveedor. En ciertas ocasiones, como en un caso de urgencia, o cuando el nivel de implicación del cliente es muy bajo o muy alto, los sacrificios no monetarios tienen una importancia muy superior al precio percibido.

Incluso en la mayoría de las ocasiones los sacrificios no monetarios tienen una relación inversa con los monetarios. Si dedicamos más tiempo a buscar alternativas es más probable que encontremos una opción más económica, pero el esfuerzo y el tiempo empleados serán mayores. En cualquier caso, las circunstancias personales, como la disponibilidad de más o menos tiempo – y de más o menos dinero – condicionan la orientación a la conveniencia que tiene el cliente. Así, con frecuencia, pagar la cuota mensual puede ser más fácil para un cliente del centro (poder ir) que recibir los servicios del mismo (ir efectivamente).

Cuadro: la utilización del precio como señal de calidad

El precio, dada la intangibilidad de muchos elementos que forman el proceso de servicio, suele ser utilizado frecuentemente por los clientes como indicador de la calidad que van a recibir. Aunque también ocurre en algunos productos – como en aquellos que tienen muchas propiedades llamadas de credibilidad, por ejemplo los equipos de alta tecnología – este fenómeno es más evidente cuando se trata de servicios, ya que no hay otros atributos para juzgarlos antes de su compra, además de la apariencia de las instalaciones y el comportamiento inicial del personal.

La falta de información, el desconocimiento del mercado, y en muchos casos, el elevado grado de incertidumbre de la compra, pueden llevar al consumidor a creer que aquellos productos o servicios más caros son los de mejor calidad, quizá por suponer que han tenido un coste de producción más alto. Este fenómeno puede ser, en algunos casos, aprovechado por algunas empresas, que sienten la tentación de fijar unos precios exageradamente elevados sobre el precio de mercado, sin que los beneficios aportados justifiquen la diferencia para el cliente. Esta estrategia, pese a que está condenada al fracaso a medio plazo, puntualmente puede funcionar por el desconocimiento del cliente, y por la ausencia de alternativas que ofrezcan un valor superior.

En cualquier caso, la asociación entre precio y calidad es importante porque si una empresa quiere diferenciarse a través de una calidad superior, debe fijar unos precios más elevados que la media del mercado, pero sin perder de vista cuáles son las percepciones del cliente. Además es necesario hacer comprender a los clientes que el valor no es únicamente un precio barato, sino una relación positiva entre el total de los beneficios recibidos y los sacrificios realizados.

Cualquier medida que reduzca los sacrificios no monetarios incrementa la conveniencia del producto o servicio, mejorando por tanto el valor global de la oferta (Berry, Seiders y Grewal, 2002). Hay muchos factores que inciden en la conveniencia de un servicio para el cliente, como por ejemplo, la *localización* del centro condiciona el tiempo que necesita el cliente para llegar hasta él. La cercanía a casa, al lugar de trabajo, o al camino habitual disminuye el tiempo necesario para adquirir el servicio. La existencia de aparcamiento, de buenas conexiones de transporte público, etc. mejora la *accesibilidad* del establecimiento. Los tiempos de espera perdidos a la hora tanto de recibir el servicio, como para pagarlo, incrementan los sacrificios no monetarios. Estos tiempos pueden ser reducidos en parte si la empresa tiene múltiples *vías de comunicación* para atender al cliente (telefónica, el correo electrónico, etc.) incluyendo el autoservicio, especialmente si éstas funcionan de manera ininterrumpida. Finalmente, ampliar el *horario de apertura,* facilitar el pago, significativamente la conveniencia de un establecimiento para algunos clientes.

Otro tipo de sacrificios no monetarios son los psicológicos. Así, los clientes experimentan cierta cantidad de estrés al tomar sus decisiones de compra, y a lo largo de la prestación de un servicio. El riesgo percibido inherente a la compra o a la prestación es el causante de esta situación. A medida que el cliente está más implicado con la compra, mayor será la influencia de este tipo de sacrificios. La confianza en el proveedor y, sobre todo, la información suministrada reduce el estrés del cliente.

La ejecución de la estrategia de creación de valor

En la implantación de la estrategia de valor para el cliente, hay dos elementos que tienen una importancia fundamental: los empleados y la tecnología utilizada por la empresa. La elevada repercusión del comportamiento de los empleados en la calidad de los servicios prestados, su papel conductor del prestigio e imagen de marca del centro, su rol como gestor de la relación con el cliente, y la influencia de su productividad en parte de los sacrificios, hacen que la implantación efectiva de una estrategia de creación de valor pase por disponer de los empleados adecuados. En segundo lugar, la tecnología tiene un gran impacto en la calidad percibida de los servicios, y en la mejora de los procesos de interacción con el cliente, lo que determina en parte los sacrificios que tendrá que afrontar el cliente.

El papel de los empleados en la creación de valor

Desde el punto de vista del cliente, es el empleado el que mantiene o falla en el cumplimiento de las promesas de la organización. Los lazos, la confianza que sustenta las relaciones no se establecen entre el cliente y la empresa, sino entre el cliente y los empleados, porque los encuentros de servicio son, sobre todo, encuentros sociales. Los empleados sobresalientes ayudan a la empresa a maximizar las ventajas y minimizar las cargas para el cliente, implantando la estrategia de valor. Pero, ¿quiénes son los mejores empleados a la hora de ejecutar una estrategia de valor excelente?

Existen varias cualidades que distinguen a los empleados adecuados. En primer lugar, es imprescindible que compartan la filosofía y la cultura de la organización, una cultura orientada hacia el servicio y la lealtad (Groonros, 1990). La persona adecuada tiene que, además de poseer las capacidades y conocimientos necesarias, y tener unos valores y actitudes personales que respalden la estrategia de la empresa. Estas son cualidades intangibles que no pueden ser adquiridas en los programas de formación.

Sin embargo, esta orientación no sólo es inherente al talento del individuo, hay que fomentarla desde la organización (Kelley, 1992). Es preciso procurar unas condiciones que hagan posible un servicio excelente orientado hacia el cliente. Una de ellas es aprovechar adecuadamente la capacidad y los conocimientos de los empleados, dotándolo de los siguientes elementos: control sobre la forma de realizar su trabajo, conocimiento de cómo encaja su trabajo en el esquema general de la compañía, responsabilidad sobre el resultado del mismo, responsabilidad compartida del rendimiento de la empresa y equidad en las gratificaciones basadas en el rendimiento individual y colectivo. Estos elementos constituyen una cesión de poder o *empowerment*, a través del cual se logra que los empleados se sienten copropietarios de la organización y, por tanto, nazca un compromiso hacia la misma que posibilitará la prestación de un servicio excelente. Los empleados que se sienten socios de la empresa tienen una motivación especial, ya que pueden desarrollarse a nivel personal, al ser capaces de aplicar su saber y su creatividad para la creación de valor para el cliente, y de comprender cómo contribuye su trabajo al éxito de la empresa (Berry, 1995).

Las empresas que ofrecen un valor excelente practican la filosofía del marketing relacional con los empleados –marketing interno– ya que acertadamente unen la fidelidad del empleado a la fidelidad del cliente. La mejor forma de atraer a los mejores empleados excelentes es ofrecerles puestos de trabajo excelentes desde todos los puntos de vista. Muchas personas se marchan de empresas debido a lo poco que invierte ésta en su carrera profesional, para que puedan tener éxito en su trabajo. La contratación de personas no adecuadas y la mala gestión de sus carreras hacen que aumente la rotación de los empleados. La rotación excesiva tiene un coste muy alto para los centros, tanto directo – contratar y formar de nuevos empleados – como indirecto – baja productividad y calidad de servicio, ruptura de relaciones con los clientes. La mentalidad debe ser: seleccionar y contratar bien, ofrecer un trabajo realizable y mejorable, y confiar en que la mayoría de los empleados se quedarán mucho tiempo en la empresa. Hay que invertir en esos empleados y ahorrar en aquellos que se marchan.

El papel de la tecnología en la creación de valor

La revolución tecnológica en la que nos encontramos ha planteado una serie de cuestiones relativas al papel que juega la tecnología en la creación de valor para el cliente. Estos interrogantes tecnológicos pueden afrontarse desde tres puntos de vista: en relación con los empleados, con el cliente, y con la propia organización deportiva (Parasuraman y Grewal, 2000). La cuestión es por lo tanto, triple: cómo influye la interacción del empleado con la tecnología en el proceso de generación de valor; qué consecuencias puede tener para el valor percibido de un servicio la exposición directa del cliente con la misma; y finalmente, en un nivel superior, cuáles son las mejores medidas que debe tomar la organización con respecto a ella.

La capacidad del empleado para prestar el servicio prometido depende en gran medida de los sistemas y procesos de los que disponga. Una tecnología que no funciona bien afecta negativamente de un modo directo a la capacidad de servir, y de un modo indirecto, a la motivación para hacerlo. La tecnología debe ayudar al prestador del servicio a actuar con más eficacia, con más autoridad, confianza, creatividad, rapidez y conocimiento. La tecnología, bien utilizada, puede contribuir a mejorar el valor de un servicio a través de varias vías: multiplicando y facilitando la información disponible para el empleado, agilizando la prestación del servicio, haciéndolo más fiable, incluyendo nuevos elementos de servicios extra, e incluso favoreciendo la prestación de un servicio personalizado.

Asimismo, la tecnología puede ser utilizada individualmente por los clientes para dirigir la satisfacción del encuentro, sin participación de los empleados. Son los llamados "encuentros autoservicio", donde la tecnología posibilita a los clientes producir un servicio sin la implicación directa de un empleado. La tecnología debe ofrecer a los clientes externos mayor comodidad, fiabilidad, mejor control, precios más bajos, o cualquier otra cualidad que añada valor. En este tipo de encuentros la satisfacción está asociada mayormente a motivos de conveniencia – urgencias, ahorro de tiempo, accesibilidad – y fiabilidad; estos beneficios suelen compararse con la alternativa de prestaciones personales del servicio. Por tanto, el uso de la tecnología por parte del cliente significa reducir los sacrificios del mismo de tiempo y esfuerzo, y también la interacción personal – que puede ser considerado una ventaja por aquellos que no los desean; mientras, los servicios en los que sí se produce interacción personal tienen ventaja en su adecuación a las necesidades más particulares del cliente – personalización – además de la posibilidad de ofrecer beneficios relacionales. Es decir, el cliente es el que decide entre reducir los sacrificios o aumentar los beneficios, si es que tiene la posibilidad.

Desde el punto de vista del centro, las inversiones en tecnología son decisiones estratégicas, y no hay que olvidar que deben contribuir como causa última, a la mejora del servicio, beneficiando tanto al cliente externo como al cliente interno. Es por ello que la estrategia de servicio de la empresa es la que determina las necesidades tecnológicas de la misma. La tecnología debe combinarse con el servicio personal si se quiere ofrecer un servicio de alto valor. Los centros deportivos deben estar preparados para atender a los clientes según su situación: con rapidez y precisión tecnológica en algunas ocasiones, y con un servicio más personal en otras; ambas son dos piezas conectadas que se relacionan mutuamente para la excelencia del servicio y la implantación de una estrategia de valor superior.

LA IMPORTANCIA ESTRATÉGICA DEL VALOR EN LA ATRACCIÓN Y RETENCIÓN DE LOS CLIENTES DEL CENTRO DE FITNESS

Los clientes de hoy en día son cada vez más difíciles de satisfacer y mantener. Tenemos acceso a más y mejor información, podemos comparar fácilmente los precios de distintos proveedores, demandamos un servicio más eficiente, y cada vez hay más alternativas donde elegir, ya que la competencia se ha intensificado. En esta situación, el reto como empresas no es solo conseguir atraer y captar clientes, sino lograr mantenerlos. Como afirma Reichheld, "lo que importa no es lo satisfechos que están los clientes, sino cuántos clientes satisfechos y rentables se conservan".

Tradicionalmente las empresas han centrado sus esfuerzos – y el papel del departamento de marketing – a la captación de clientes. Si estos clientes se perdían a corto plazo, no parecía preocupar mucho mientras se captaran más clientes nuevos con los que seguir aumentando el número de transacciones. Lo cierto es que para captar clientes puede bastar con generar un cierto nivel de expectativas superior a lo existente en el mercado, a través de la estrategia de comunicación de la empresa. Sin embargo, lo realmente difícil es estar a la altura de las promesas realizadas para mantener a los clientes recién llegados. Si tenemos en cuenta que existen evidencias empíricas de que la captación de un cliente nuevo cuesta entre cinco y diez veces más – dependiendo del sector – que mantener a un cliente existente (Reichheld y Sasser, 1990), la ineficiencia de la mera atracción de clientes es manifiesta.

Esta nueva situación requiere una visión estratégica diferente a la seguida hasta el momento, y ha cristalizado en un profundo cambio de gestión, la gestión relacional, donde el énfasis se pone en la retención de los clientes. La diferencia principal entre el marketing relacional y el marketing transaccional es de filosofía de gestión; mientras la primera persigue captar, mantener y desarrollar relaciones para aprovechar los beneficios derivados de la lealtad y participación de los clientes, la segunda busca maximizar el número de transacciones realizadas a corto plazo, centrándose únicamente en la captación de clientes.

Desde esta premisa, la dirección de la empresa basada en la lealtad propone un cierto cambio de orientación en la manera tradicional de enfocar los negocios. Dicho cambio consiste en comprender que son las fuerzas de la lealtad las que desencadenan la consecución de los mayores beneficios. El motor de esta modelo de gestión es la creación de valor para el cliente, que "está indisolublemente unida a la lealtad como causa y efecto".

¿Cómo ganar la lealtad de un cliente en un mercado con innumerables alternativas y, en la mayoría de los casos, con pocas dificultades para cambiar? El camino de la lealtad tiene dos direcciones, es una relación de ida y vuelta. Es el valor que ambas partes obtienen el que va generando la confianza y el compromiso en una relación duradera. El centro deportivo debe adquirir el compromiso de ofrecer un valor superior consistentemente, para lograr formar una base de clientes fieles. Por su parte, la mayoría de los clientes devuelven con creces este esfuerzo a lo largo de su relación con el centro.

El verdadero valor de la lealtad

¿Qué motivos puede tener un cliente para iniciar una relación y mantenerse fiel a un determinado centro? Para que se inicie una relación han de existir al menos dos partes interesadas, que esperan obtener ciertas ventajas y beneficios, que hacen que la relación tenga valor y se mantenga viva.

¿Qué ventajas obtiene el centro? Se ha comprobado que los beneficios se incrementan de una forma más que proporcional cuando se reduce la pérdida de clientes. Las relaciones con los clientes deben estudiarse de la misma forma en la que analizan los proyectos de inversión, porque como todos los proyectos de inversión al fin y al cabo representan entradas y salidas de fondos. El proyecto de inversión "cliente" es el más crucial e importante – y al que más tiempo debería dedicarse – al que se enfrenta la empresa, porque de su acierto depende su supervivencia. Por este motivo son el activo más importante de cualquier empresa.

Como los proyectos de inversión, existen clientes más rentables, menos rentables y clientes no rentables. Su rentabilidad o valor para la empresa va a depender de los flujos de fondos entrantes y salientes que generen, de su magnitud y del tiempo en que se produzcan. Un cliente fiel aporta más entradas de fondos que un cliente que abandone su relación, por lo que aporta más beneficios en el tiempo. Además cabe la posibilidad de que no sólo mantenga la cuantía de su relación "normal" sino que, a medida que la relación va fortaleciéndose y el cliente va ganando confianza, éste incremente su volumen de negocio con el centro deportivo. A medida que se interacciona con el cliente se conoce la evolución de sus expectativas y sus necesidades, de forma que al centro le va a resultar mucho más sencillo adaptarse a las mismas y satisfacerlas, por lo que parte con ventaja a la hora de conquistarlo en estas nuevas necesidades. Por último, a medida que los clientes valoran más la relación con el centro, ésta gana en margen de maniobra a la hora de incrementar sus precios – sacrificios para el cliente – sin temer perderlo.

Un cliente fiel también cuesta menos. Un mayor conocimiento del cliente facilita la labor de los empleados, mejorando su productividad; asimismo, el esfuerzo de comunicación de la empresa se ve recompensado, ya que dirigirse a personas conocidas y no a una masa anónima, hace que éstos sean mucho más eficaces. Además los clientes satisfechos con su relación se convierten en la mejor fuerza de venta del centro, gracias a sus referencias positivas que generan. No sólo son más baratos sino que generan una confianza que hace que los clientes que acuden debido a una referencia suelan ser clientes más fieles que los que acuden por otro motivo (Goodwin y Gremler, 1996). Esto reduciría tremendamente los costes de captación de nuevos clientes. Así pues, las ventajas para la empresa parecen claras. Pero para que se consigan la relación debe beneficiar tanto al cliente como a la empresa. Estos beneficios son aquellos que van más allá de la prestación de un servicio básico satisfactorio (Gwinner, Gremler y Bitner, 1998).

Una serie de motivos fomentan el comportamiento relacional en los clientes, y provienen principalmente de las características de los servicios. Como hemos visto, cada elección de proveedor representa un esfuerzo para el cliente en términos de búsqueda de información, inversión de tiempo, y estrés causado por la incertidumbre de lo que puede suceder, por lo que el comportamiento relacional reduce la incertidumbre de la toma de decisiones. En líneas generales, si un cliente está satisfecho con el proveedor habitual, dados estos inconvenientes lo más probable es que esté predispuesto a permanecer con el mismo. Otros beneficios que los clientes suelen apreciar en su integración en programas relacionales son los económicos. Un buen ejemplo son los programas que premian económicamente la fidelidad de los clientes, en forma de descuentos, mejores precios, regalos, etc. Estos programas están siendo ampliamente utilizados en distintas industrias, y en general, incrementan la satisfacción general con la empresa y suelen mejorar las ventas de los clientes miembros, siempre y cuando las interacciones y encuentros provocados como consecuencia de dicha pertenencia sean satisfactorios. Por otro lado, protegen de los ataques de la competencia ocasionando en los dichos clientes una especie de miopía en las comparaciones que realiza entre su proveedora y la empresa competidora.

Otros clientes fieles desarrollan un comportamiento relacional simplemente para obtener un mejor servicio, ya que dicha relación hace que el proveedor se adapte mejor a sus necesidades específicas, les dispensen un trato preferencial, o presten servicios adicionales que serían inaccesibles de otra manera, como asesoramiento, ahorros de tiempo, mejores decisiones de compra, etc. Además de estas ventajas, pueden existir beneficios sociales derivados de entablar una relación comercial. En muchas ocasiones, de los encuentros entre proveedor y cliente surgen relaciones de amistad y confianza. En esos momentos se crean lazos afectivos que llegan a ser tan considerados como los aspectos profesionales. Pero no se tienen lazos afectivos con una empresa, sino con las personas. Los beneficios personales son aquellos relativos a la relación personal existente entre el cliente y la compañía, a través de los empleados de la misma.

Evidentemente, ambos tipos de beneficios, los que recibe la empresa y los que recibe al cliente deben estar equilibrados, para que las relaciones tengan más posibilidades de seguir existiendo. Para ello, la empresa debe tener en cuenta que no todos los clientes tienen el mismo valor, por lo que debe distinguir en sus esfuerzos para conquistar y mantener a los mejores clientes, ya que éstos reportan mayores beneficios para la empresa, y esfuerzos moderados para aquellos clientes cuya aportación a los beneficios de la empresa es menor. En este tipo de gestión, el valor de vida del cliente es una herramienta clave.

Los programas de fidelización

Los programas de fidelización están diseñados para recompensar a aquellos clientes que adquieren mayor cantidad, y más frecuentemente, de productos y servicios. Normalmente operan bajo un sistema de puntos que se acumulan con las compras, y pueden canjearse por servicios gratuitos y otros regalos de la compañía emisora o alguna adherida al programa. Estos puntos suelen tener fecha de caducidad, de forma que el establecimiento de un determinado período de utilización válido fomenta la utilización más frecuente de los mismos. Una de las críticas que han recibido estos programas es que no han conseguido aumentar la fidelidad de los clientes y su gestión representa un coste importante para las compañías que los tienen en marcha – aunque hay compañías que los gestionan más eficientemente que otras. Es bastante normal encontrar a un cliente suscrito a todos los programas de fidelización existentes en el mercado, por lo que en este caso, no marcan la diferencia entre las mismas. En cualquier caso, sí ayudan a la recopilación de información muy valiosa acerca del cliente, de sus preferencias y necesidades, lo que contribuye a la prestación de un servicio más personalizado. En el sector de los centros de fitness la personalización de los servicios es una ventaja competitiva si consigue implantarse adecuadamente.

El valor de vida del cliente y los resultados del centro de fitness

Como los proyectos de inversión, los clientes deben ser considerados individualmente, porque no existen dos clientes iguales, ni en lo que respecta a sus necesidades, ni a los potenciales ingresos que pueden reportar, ni al coste de servirlos. Por este motivo, cada uno tiene su propio valor para la empresa, el valor de vida del cliente. El valor de vida de un cliente del centro es "el valor descontado de los beneficios futuros derivados de las compras que realizará ese cliente a lo largo de su relación con el centro" (Rust, Zeithaml y Lemon, 2000). El valor de vida del cliente implica adoptar una visión de la rentabilidad a largo plazo, que incluya la proyección de las ventas y contribución futuras, en términos de clientes particulares. Así, un cliente rentable es aquel individuo, unidad familiar o empresa que a lo largo de su vida produce unos ingresos razonablemente superiores a los costes de captación, de venta y de servicio que requiere de la empresa. El énfasis se pone en la vida de la relación con el cliente y no en transacciones particulares.

Aunque muchos centros miden la satisfacción de sus clientes, muy pocos miden la rentabilidad individual de sus clientes. Lo fácil es medir la rentabilidad de los servicios individuales o del centro en su conjunto. Sin embargo, una orientación realmente externa exige gestionar las relaciones con los clientes individualmente. Esto puede hacerse construyendo bases de datos en las que se relacionen los ingresos que produce el cliente individual con los gastos que genera, incluyendo aquellos los costes de los productos y servicios, como el tiempo de los empleados, las llamadas, etc. Tras hacer este análisis será posible clasificar a los clientes en distintos segmentos según su rentabilidad.

Por ejemplo, podemos observar que los mejores clientes son un número reducido y además son excepcionalmente rentables. Después podemos encontrar un número algo de mayor de clientes que son bastante rentables pero sin llegar a los niveles anteriores (clientes "oro"); un grupo mayor lo suele componer los clientes de rentabilidad media-alta ("clientes plata") y el más grande de todos las cuentas que aportan una rentabilidad media-baja ("clientes bronce"). El número de niveles depende del análisis que realice cada centro. Finalmente puede y suele existir un grupo de clientes no rentables ("clientes plomo"), que le están costando muchos recursos a la empresa. Lo mejor que podría hacerse es librarse de estos clientes, si es que a medio plazo no somos capaces de convertirlos en clientes rentables, pero esto no es ni mucho menos sencillo.

Sin embargo, el inicio de este proceso debe ser una elección cuidadosa de los clientes que se captan. Muchos centros deportivos no realizan este análisis cuando se embarcan en campañas de captación de clientes como respuesta a una pérdida de cuota de mercado o a una bajada en las ventas, con lo que la situación acaba empeorando. Es lo que se conoce como selección adversa, consecuencia de que todos los clientes no son iguales, y que es conveniente centrarse en la generación de valor solo para los clientes adecuados. Los clientes no rentables pueden llevarse una cantidad desproporcionada de recursos de la compañía, dañarán la moral de los empleados por ser clientes generalmente insatisfechos, y apartarán a la empresa de otros clientes potenciales más rentables.

Para identificar a los clientes adecuados es necesario tener en cuenta tres puntos importantes. En primer lugar, la propensión a la fidelidad no es la misma en todos los clientes. Existen clientes que son inherentemente predecibles y fieles. Cada cliente tiene un coeficiente de fidelidad propio. Además, hay clientes que son más fáciles de captar que otros. Hay clientes más rentables que otros, gastan más dinero, pagan antes y no causan problemas. Finalmente, algunos clientes encuentran los servicios del centro más valiosos que los de la competencia. Por lo tanto, los clientes adecuados son aquellos cuya propensión a la fidelidad es alta, que valoran los productos y servicios que la compañía ofrece, y a los que servirles resulta rentable. En la figura 1 se describe por qué los clientes fieles son más rentables a lo largo del tiempo.

Hay clientes con un volumen mucho mayor de gasto, y también lo contrario, clientes interesados únicamente en alguna promoción pasajera. Por ello es muy importante controlar las tasas anuales de pérdida de clientes, y los motivos por los cuáles se producen estas deserciones. Un cliente perdido no rentable no debe preocupar a la empresa. Pero un cliente rentable es una pérdida incalculable. De hecho, las cifras del valor de un cliente perdido pueden ser impresionantes (ver cuadro: el coste de los clientes perdidos).

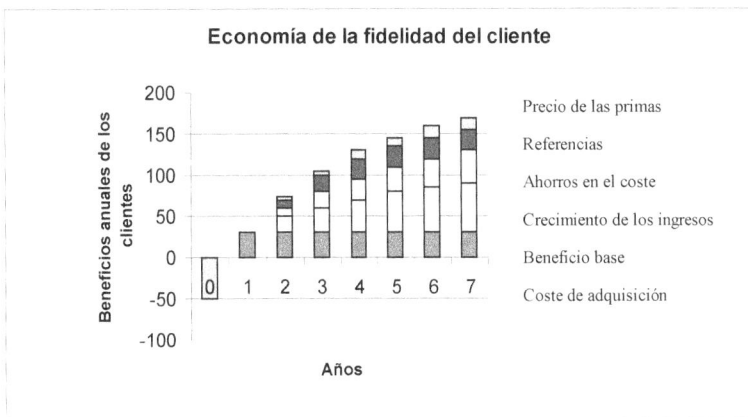

Figura 1. La economía de la fidelidad del cliente.

Precisamente por el coste real de un cliente perdido, se ha comprobado que reducir un 5% la tasa de pérdida de clientes puede incrementar los beneficios entre un 20% y un 100% (Reichheld, 1996). Para ello es preciso analizar si existen patrones comunes en los clientes que se marchan, para intentar arreglar el problema. Facilitar el proceso de presentación de reclamaciones – como a través de internet, o de números gratuitos – puede ayudar a entender qué es lo que está funcionando mal. Sin embargo, un 96% de los clientes insatisfechos simplemente dejan de comprar, sin dar la oportunidad a la empresa de recuperarlos ni de entender las causas de la insatisfacción que ha motivado la pérdida del cliente. Estos niveles de deserción pueden reducirse tremendamente cuando la gestión de los clientes es individualizada y personalizada, cuando en vez además de productos y servicios, se gestionan relaciones.

El coste de los clientes perdidos

Imaginemos que una cadena de gimnasios invierte 1,2 millones de euros en el desarrollo y campaña de lanzamiento de su nueva tarjeta *E-Fitness*, cuyo objetivo es alcanzar a 50.000 clientes (coste de contacto = 24 euros). La característica principal es la personalización de los programas de entrenamiento. Si durante la campaña de captación se consiguen expedir 16.000 tarjetas *E-Fitness*, para otros tantos jóvenes, entonces el coste de captación por cliente será de 75 euros.

Si el beneficio básico anual para un cliente medio se estima en 30 euros el primer año, y 45 euros los años siguientes, entonces se necesitará que el cliente permanezca 2 años utilizando la tarjeta para cubrir la inversión realizada, y tres para empezar a obtener beneficios. Sin embargo, si uno de estos clientes deserta del programa el primer año, entonces se trata de un cliente no rentable. Pero este no es el coste más importante, sino el coste de oportunidad perdido si el cliente hubiera seguido usando la *E-Fitness* durante seis años por ejemplo.

Es probable que a partir del segundo o tercer año, si el cliente está satisfecho con las prestaciones de la tarjeta y los servicios del centro, este cliente aumente su volumen de compra, incrementando los ingresos netos en 30 euros más al año. Además el conocimiento de ese cliente – su trabajo, su edad, su ciclo de vida familiar, sus datos personales, etc. – y su experiencia con el centro, facilita la captación del mismo para otros servicios o actividades deportivas. Finalmente, si el cliente recomienda el programa a cinco amigos, la empresa se habrá ahorrado 120 euros (5x 24 euros) en contactos. Si de esas cinco personas, una decide contratar la E-Fitness, entonces habría que añadir 51 euros (75–24) más de ahorro por la captación de ese cliente, y una cifra por determinar de beneficios a lo largo de su ciclo de vida.

La gestión eficiente de las relaciones en el centro de fitness

Por lo tanto, considerando la rentabilidad individual y de segmentos, ya sabemos que no todos los clientes son iguales, pero aún necesitamos aprender a identificar y responder a los clientes en cada uno de los niveles de rentabilidad. La implantación de una estrategia de gestión de relaciones orientada hacia el cliente (*Customer Relationship Management*) considera varios aspectos, entre los que cabe destacar la distinción de diferentes tipos de cuentas en función de sus exigencias y rentabilidad. Es lo que se conoce como la gestión de la pirámide del cliente (ver figura 2).

La diferenciación de los clientes exige que los beneficios exclusivos de cada tipo de cuenta sean proporcionados e incrementados gradualmente. Según este marco, a medida que el cliente va consiguiendo los requisitos para pertenecer a los tipos de cuentas superiores se prestan todos los servicios de los niveles anteriores, más los específicos de su recién adquirida condición. Aunque estas propuestas de diferenciación del programa relacional según el tipo de cuenta suelen aplicarse típicamente en el mercado organizacional, ya están empezando a desarrollarse en el mercado de consumo de servicios, si bien no es muy común en el sector del fitness.

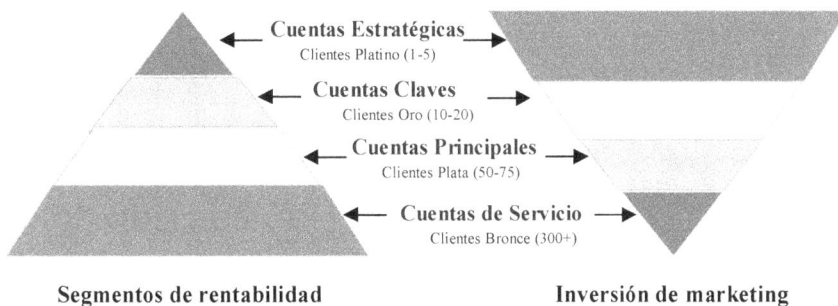

Cuentas Estratégicas
Clientes Platino (1-5)

Cuentas Claves
Clientes Oro (10-20)

Cuentas Principales
Clientes Plata (50-75)

Cuentas de Servicio
Clientes Bronce (300+)

Segmentos de rentabilidad   Inversión de marketing

Figura 2. La pirámide del cliente.

Cerrando el círculo: la ecuación del crecimiento

Como hemos visto, la prestación de un valor superior consigue aumentar la fidelidad del cliente, y además atraer a nuevos clientes, lo que aumenta significativamente los beneficios gracias al incremento de las ventas y de los márgenes. Estas magníficas consecuencias financieras que se consiguen al tener una base de clientes fieles y una reducida tasa de abandonos, pueden ser aprovechadas para generar un crecimiento exponencial dentro de la empresa. Para ello, es necesario comprender que la creación de un valor superior para el cliente consigue que los demás públicos relacionados con la empresa – como los empleados y los inversores – también satisfagan sus necesidades.

Como vemos, el ciclo de crecimiento que puede generar la lealtad es impresionante, pero para que funcione es indispensable que la creación de valor se comparta razonablemente con los empleados y los inversores, y no se produzca a su costa. La interacción completa del modelo de gestión propuesto por Reichheld (1996) se muestra en la figura 3.

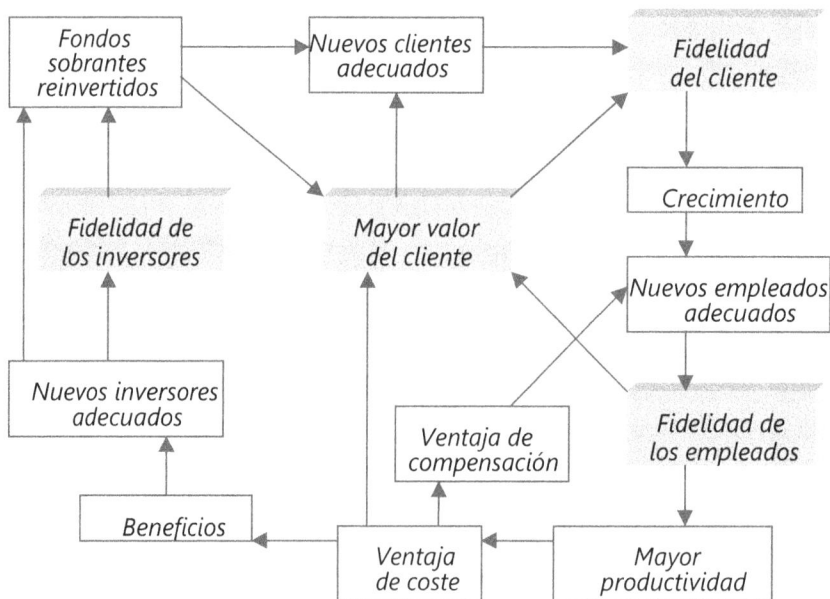

Figura 3. La ecuación del crecimiento.

Como se observa en la figura, para que una empresa ponga en práctica este círculo de crecimiento hay tres pilares fundamentales: la fidelidad de los clientes, de los empleados y de los inversores, que giran en torno a la creación de un valor superior. Para crear un valor superior para el cliente es imprescindible la participación de los empleados de la compañía, y también de los inversores que garanticen la estabilidad necesaria a largo plazo para afrontar el proceso de crecimiento. Solo los mejores empleados consiguen prestar el mejor servicio, mientras que servir a clientes satisfechos mejora la productividad y lealtad de los empleados. Esto se traduce en mayores beneficios que satisfacen las necesidades de los inversores, y que pueden reinvertirse para financiar el crecimiento con la captación de nuevos clientes adecuados para empezar de nuevo el círculo.

El razonamiento parece simple. Sin embargo, la mayoría de las medidas de rentabilidad ignoran el valor real de una empresa cuándo se relacionan con la creación de valor para el accionista o propietario. De hecho, los mayores activos de una empresa curiosamente no se encuentran en el balance. El conocimiento del mercado, el valor y la reputación de las marcas, las relaciones con los clientes, las relaciones con socios y proveedores, son las riquezas más valoradas por ser los verdaderos generadores de los beneficios a largo plazo.

El problema es que la mayoría de los inversores se centran en la maximización de los beneficios a corto plazo, lo que genera una concentración excesiva en las ventas inmediatas al menor coste posible, lo que lejos de crear valor para los clientes y reducir las tasas de deserción, lo que provoca es la atracción de los clientes menos rentables que hay en el mercado. El fenómeno de la selección adversa que, al final, lo que provoca es que la empresa se vaya descapitalizando poco a poco, y tenga cada vez menos valor.

BIBLIOGRAFÍA

- Berry, L. (1995). Relationship marketing of services - growing interest, emerging perspectives. *Journal of the Academy of Marketing Science, 23* (4), 236-245.
- Berry, L., Kathleen S., y Dhruv G. (2002). Understanding Service Convenience. *Journal of Marketing, 66* (July), 1-17.
- Butz, H. y Godstein, L. (1996). Measuring customer value: gaining the strategic advantage. *Organizational Dynamics*, 63-77.
- Dick, A. y Basu, K. (1994). Customer loyalty: toward an integrated conceptual framework. *Journal of the Academy of Marketing Science, 22*, 99-113.

- Goodwin, C. y Gremler, D. (1996). Friendship over the counter: how social aspects of service encounters influence consumer service loyalty. *Advances of Services Marketing and Management, 5,* 247-283.
- Gremler, D. y Brown, S. (1996). Service loyalty: its nature, importance and implications. *International Quality Association,* 171-180.
- Grönroos, C. (1990). A relationships approach to marketing: the need for a new paradigm. *Journal of Business Research, 20.*
- Gwinner, K., Gremler, G. y Bitner, M.J. (1998). Relational benefits in services industries: the consumer's perspective. *Journal of the Academy of Marketing Science, 26,* 101-114.
- Holbrook, M. (1994). The nature of customer value: an axiology of services in the consumption experience, en *Service Quality: New Directions in Theory and Practice,* R.Rust y R.Oliver, eds. Thousand Oaks. Sage Publications, 21-71.
- Jones, T. y Sasser, W. (1995). Why satisfied customer defect? *Harvard Business Review,* Noviembre-Diciembre, 1-14.
- Kelley, S. (1992). Developing customer orientation among service employees. *Journal of the Academy of Marketing Science, 20*(1), 27-36.
- Martín-Ruiz, D., Gremler, D., Washburn, J. y Cepeda-Carrión, G. (2008). Service value revisited: specifying a higher-order, formative measure. *Journal of Business Research, 61*(12), 1085-1108.
- Parasuraman, A. y Grewal, D. (2000). Serving customer and consumer effectively in the twenty-first century: a conceptual framework and overview. *Journal of the Academy of Marketing Science, 28,* 9-16.
- Reichheld, F. (1996). *El efecto lealtad: crecimiento, beneficio y valor último.* Barcelona: Ariel.
- Reichheld, F. y Sasser, W. (1990). Zero defections: quality comes to services. *Harvard Business Review,* September – October, 105-111.
- Rust, R., Zeithaml, V. y Lemmon, K. (2000). *Driving Customer Equity.* New York: The Free Press.
- Woodruff, R. (1997). Customer Value: the next source for competitive advantage. *Journal of the Academy of Marketing Science, 25*(2), 139-153.

Capítulo 6

CONOCIENDO Y FIDELIZANDO A LOS CLIENTES: LOS PROGRAMAS DE FIDELIZACIÓN

Jerónimo García Fernández;
Ainara Bernal García

INTRODUCCIÓN

La continua deserción de clientes en centros de fitness supone actualmente uno de los problemas más crecientes y determinantes en el sector. La aparición de una variada oferta tanto pública como privada, un gran abanico de precios e instalaciones, y el surgimiento de nuevos modelos de negocio como los "centros low cost" hace que el cliente tenga más posibilidades de elegir, repercutiendo en un incremento de la "infidelidad" por parte de los usuarios de este tipo de organizaciones deportivas.

Igualmente, la comprensión sobre la repercusión directa que tiene el aumento de la fidelidad de los usuarios en la cuenta de resultados, trasciende a que este tema sea uno de los prioritarios para los directores y gerentes de los centros de fitness.

Precisamente Campos (2000) comprobó que los centros con un 15% de crecimiento en sus ingresos, coincidían con los mejores datos de retención de clientes cuyas tasas de deserción estaban cercanas al 20%, y donde los que poseían mayores porcentajes de abandono, eran los que tenían menos incrementos de ingresos. Por ello, los centros que tienen porcentajes mayores de retención, tienen también mayores ingresos. En este sentido Tharrett y Peterson (2007), afirman que el coste para salvar un socio es mucho menor que el coste de dar un alta nueva, siendo más rentable por lo tanto realizar estrategias que busquen la fidelidad de los usuarios.

Aún así, la necesidad de implementar estrategias, parece que no ha tenido mucha culminación en el sector, ya que existe un promedio de deserción de entre un 40% y un 50%, aunque algunos centros tienen entre un 30% y un 40%, y muchos están entre el 50% y el 60%, resultando que cada dos años se renueva casi al completo la cartera de clientes (health club directions: how can clubs retain members and inspire new exercises?, 2003). De igual modo Myers (2005) afirma que no es raro que la tasa de desgaste anual de un centro de fitness sea del 50%, produciéndose del 34% al 38% en casos muy aislados, donde estos porcentajes son debidos a la mala o inadecuada gestión de los clientes (Esquerre, 2004). En este sentido, existen pocos estudios académicos que relacionan la manera de gestionar los centros de fitness y la fidelización de clientes, aunque en los últimos años comienza a ser un tema de interés en el ámbito científico.

El primer trabajo relacionado con la fidelidad de los clientes en la industria del fitness fue el publicado por la IHRSA en 1998 (Tharrett y Peterson, 2007), denominado *"¿por qué se va la gente?"*, refiriéndose a la problemática y a cómo los centros pueden reducir estos porcentajes de deserción. Dos años después la misma asociación publicó *"por qué la gente se queda: investigación de la retención de los usuarios en clubs de salud y las mejores prácticas"*, donde se trataban los aspectos en los que se fija un socio para mantenerse en un centro de fitness.

Por otro lado, la fidelidad de los usuarios y por ende el abandono, está vinculado a la frecuencia de asistencia semanal de los usuarios. Así nos lo demuestra Triadó y Aparicio (2004), quienes afirman que un usuario nuevo que en las primeras cuatro o cinco semanas de estancia en el centro viene menos de 4 veces por semana, tiene menos probabilidad de quedarse a largo plazo que uno que asiste 4 o 5 veces en las primeras semanas. En este sentido el 30% de los nuevos usuarios de una instalación, dejan de utilizar el centro después de tres semanas, con la consiguiente futura y rápida baja del socio (Tock, 2006), y donde tan sólo el 61% de los socios permanecerán más de un año con una duración media de casi 68 semanas por usuario (Life Fitness Academy, 2007). Otros estudios explican que muchas de las nuevas altas se producirán a principios de año con su consiguiente baja entre las seis u ocho semanas, en las que alrededor del 50% de los nuevos usuarios, abandonarán el centro entre los tres y los seis meses, y de éstos la mayoría lo hará en las doce primeras semanas.

También encontramos otro estudio realizado con 67.601 usuarios de centros de fitness del Reino Unido (Pinillos, 2004), en el que se investigó para cuantificar los aspectos determinantes en la fidelización de los usuarios de estas instalaciones. En este trabajo se identificaron que los clientes más fieles eran aquellos que pagaban una cuota anual, aunque la diferencia solo era de un 7% a partir de la 64ª semana, y donde aquellos que pagaban matrícula también tenían una mayor fidelidad. El estudio demostró que tan solo el 60,6% de los usuarios, pasaban más de un año apuntados al centro, por lo que casi el 40% de los usuarios va rotando a lo largo del año. Destacamos a su vez que entre los centros existían diferencias en los porcentajes de retención, que oscilaban entre el 39% hasta el 89,5%, significando que existen estrategias y programas para aumentar la fidelidad de los usuarios. Por otro lado, el grupo de población comprendido entre los 16 y 24 años, tenía un porcentaje mayor en la tasa de abandono (52%) frente a un 29% en los socios de más de 29 años; donde los nuevos socios que asistían en sus primeras semanas menos de 4 veces al mes, tenían porcentajes de retención del 59,1%, y donde la fidelidad de los usuarios estaba influenciada además de la edad, por la cuota que pagaban (Triadó y Aparicio, 2004).

Como se puede observar, los centros de fitness al igual que otras organizaciones empresariales, poseen diferencias entre los índices de retención. En este sentido, tenemos que puntualizar que en numerosas ocasiones los conceptos de fidelidad y retención se utilizan indistintamente aunque significan cosas diferentes. El primero es un concepto más amplio y complejo que la retención, ya que éste es un indicador del primero, por lo que se puede tener un porcentaje alto de retención pero no de fidelidad. Aún así, y siguiendo la recomendación de muchos investigadores de no entrar en conflictos semánticos y por la gran similitud de significado que presentan, consideraremos ambos términos como lo mismo.

En este sentido, la fidelidad del cliente debe ser parte de la estrategia de la organización, y puede simplificarse como una actitud positiva con lazos emocionales hacia la organización en donde existe una repetición de compra. De esta forma si el sector crece, aumentará la competencia y por ende el incremento del riesgo de "infidelidad", por lo que se tendrá que ofrecer más valor al usuario (ver capítulo 5) e ir incluyendo acciones que se podrían enmarcar en programas de fidelización.

El objetivo pues de este capítulo es conocer qué son los programas de fidelización, cómo se desarrollan y saber cuáles son las fases para llevar a cabo la implementación de este tipo de estrategias.

DEFINICIÓN DE LOS PROGRAMAS DE FIDELIZACIÓN

El origen de los programas de fidelización lo encontramos en las compañías aéreas, donde en 1981, American Airlines introdujo el primer programa con los componentes que actualmente se conocen. Así, la cuasi vejez de estos programas, hace que existan numerosas definiciones de los mismos, estando todas las conceptualizaciones enmarcadas dentro de conceptos de marketing.

Realizando una vista atrás en la evolución del marketing, podemos comprobar cómo antes sólo importaba la venta del servicio, y ahora la venta se convierte en el primer paso para establecer relaciones con los clientes. Es lo que se llama marketing relacional.

Es pues, que los programas de fidelización constituyan en los planes de marketing, una herramienta básica en las organizaciones actuales, pues la intensidad y la variabilidad del mercado, hace que sean necesarios para ayudar en la compleja actividad de supervivencia de muchas empresas. Actuar con ellos, se convierte en uno de los puntos básicos de cualquier empresa, no encontrándose apenas en organizaciones deportivas de la industria del fitness. Aún así, la multinacional inglesa de centros de fitness Holmes Place, sí tiene un programa en el que cataloga a sus clientes en Advantage, Premium o Prestige, dependiendo de los años de permanencia del usuario. Igualmente, hay que tener en cuenta que los programas de fidelización se diferencian de otras acciones de marketing en que su objetivo es mantener la lealtad de los clientes, más que en aumentar la cuota de mercado.

A lo largo de la historia se han sucedido definiciones de este concepto en el que citaremos la de Keaveney (1995) que afirma que un programa de fidelización puede entenderse como un compromiso a largo plazo por parte de los proveedores, pero que no es recíproco para los consumidores ya que estos tan sólo perciben una serie de incentivos a corto plazo. Otra la encontramos en Yi y Jeon (2003) que afirman que están diseñados para construir la lealtad del cliente ofreciendo incentivos a los clientes rentables.

Esta conceptualización parece ser que ha cambiado conforme a las necesidades y la evolución del mercado, significando para Reinares, Reinares y Mercado (2010), una estructura planificada que permite al consumidor la obtención de recompensas e incentivos adaptados a sus necesidades, en función de la realización de determinadas transacciones con una empresa o grupo de empresas, y que facilitan la gestión de la diversidad de sus afiliados y/o de forma posterior la gestión de relaciones con algunos de ellos.

Conforme a estas definiciones podemos deducir que los programas de fidelización están basados en que los consumidores deben realizar un esfuerzo a lo largo de un tiempo para que la empresa le proporcione algo a cambio, aunque normalmente no son cortos espacios de tiempo. Éstas, finalmente lo que hacen es recompensar a sus clientes por consolidar las recompras y por lo tanto reducir que adquieran el producto o servicio en el amplio abanico existente de empresas competidoras. Pero, un programa de fidelización no sólo tiene por objetivo aumentar los beneficios tangibles e intangibles de un cliente fiel, sino que también persigue conocer más a sus clientes, para con ello, saber qué ofrecerles en cada momento.

TIPOS DE PROGRAMAS DE FIDELIZACIÓN

Cuando se comienza a planificar un programa de fidelización, se deben tener en cuenta diferentes aspectos. Por un lado, hay que establecer qué información se va a solicitar al usuario, ya que podemos pedir datos básicos como las variables socio demográficas, o solicitar información más compleja como los gustos o las preferencias. De igual forma el coste de participación por parte del usuario también es un aspecto a considerar, ya que dependiendo de la recompensa que se entregue, el cliente deberá participar desembolsando un importe establecido.

También destacamos la facilidad en cuanto al uso del programa. Este aspecto suele ser dependiente de la formación y las inquietudes del público objetivo ya que encontramos programas de fácil participación o de compleja participación que requieren un compromiso más elevado por parte del usuario. En este sentido, la frecuencia de compra exigida para conocer el nivel del programa, se convierte en uno de los aspectos a tratar que incidirá directamente en el coste del programa. Por otro lado, la exclusividad en la participación del programa (dependiendo de quienes tengan los requisitos para acceder al programa), el número de empresas participantes (monosponsor o multisponsor), y la duración del programa (largo o corto), se convierten en aspectos clasificatorios para establecer el tipo de programa (figura 1).

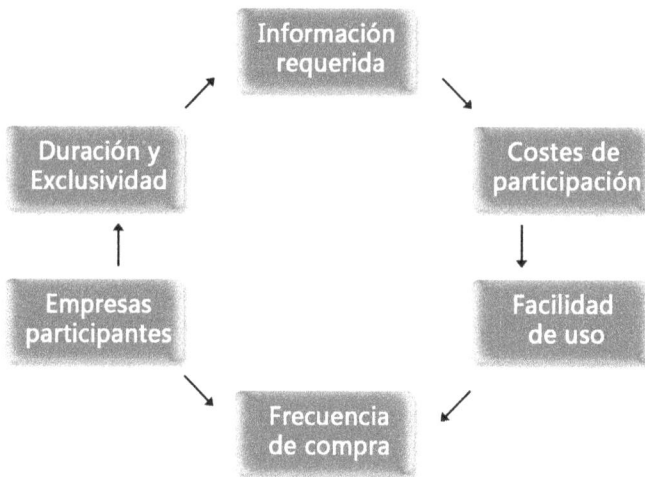

Figura 1. Características para formar un programa de fidelización.

Posteriormente y conocedores de las características para determinar los tipos de programas, encontramos una clasificación tradicional donde podemos elegir entre programas de acumulación de puntos, programas basados en tarjetas y los clubes de clientes.

Los *programas de acumulación de puntos* funcionan entregando puntos al usuario en relación al dinero que se gasta en la organización, y en los que los puntos se cambian por descuentos o por regalos. Son programas muy sofisticados aunque requieren el esfuerzo del consumidor a canjear el producto, por lo que dependiendo del regalo, el compromiso del cliente será mayor o menor. Normalmente estos programas gozan de gratuidad para los clientes y no son exclusivos a un segmento de población, aunque al presentar una duración corta, suelen exigir una frecuencia de compra elevada.

En segundo lugar encontramos los *programas de tarjeta* que han sido los más utilizados por empresas financieras. Este tipo de programa utiliza tal y como dice su nombre, una tarjeta con una banda magnética que permite a la organización conocer en todo momento los movimientos que realiza el cliente. A cambio, la recompensa varía del programa específico en el que participe el cliente. En general, son programas gratuitos, de duración ilimitada y que requieren información para el conocimiento de sus posibilidades, donde la repetición de compra no suele ser tan elevada como en el caso anterior. Igualmente, una de las características más relevantes de estos programas, es que suelen añadir más de una empresa al programa, los denominados anteriormente como multisponsors y que crean alianzas entre diferentes organizaciones (por ejemplo la tarjeta del grupo Inditex), aunque también encontramos para una sola empresa como es el caso de El Corte Inglés.

El tercer tipo mencionado son los *clubes de clientes*. Estos programas se están implantando con más notoriedad en la actualidad, y más allá de la simple recompensa, el cliente debe implicarse incluso más con la empresa. Se utilizan para conocer más al cliente e incrementar el contacto con los mismos, creando situaciones continuas de feedbacks con los que la organización pretende conocer de primera mano, dónde están sus gaps o barreras que le impiden llegar a la excelencia. Se podría decir que estos programas son el último escalón de la cadena, ofreciendo al cliente la posibilidad de ser un segmento más participante de la organización. En este caso, en la industria del fitness española encontramos un *club de clientes* denominado Prestige de la cadena centros deportivos DIR, que ofrece descuentos y especiales promociones para sus asociados.

Existen otros tipos de programas de fidelización alternativos, que surgen a raíz de los comentados y que destacaremos los resumidos por García (2009):

- *Promociones en precio*: Ofrecen recompensas inmediatas y suponen un apoyo directo a la proposición de valor del producto.
- *Clubes de frecuencia multiproducto*: Ofrecen recompensas diferidas e indirectas.
- *Competiciones y loterías*: Ofrecen recompensas inmediatas e indirectas.
- *Programas de categoría*: Recompensan las compras de una determinada categoría de producto.
- *Programas de continuidad*: Recompensan las compras de todas las categorías de productos del establecimiento.
- *Programas "amor"*: Por ejemplo ahorrar para sus familiares.
- *Affinity programs:* No ofrecen beneficios económicos directos para el consumidor. Tratan de mejorar la comunicación a doble nivel (empresa-cliente).
- *Programas estructurales*: Su objetivo va más allá al ofrecer soluciones estructurales para los consumidores, orientación estratégica y recompensas tales como gestión de quejas, servicios de valor añadido, etc.

– *Programas de comunidad*: Planes organizacionales que transfieren apoyo de las organizaciones hacia los miembros dotándoles de un sentido de comunidad, de pertenencia a un grupo.

Ahora bien, específicamente en la industria del fitness, los programas de fidelización deben estar planificados cuidadosamente para las seis u ocho primeras semanas, y ligados a temas monográficos específicos. Igualmente se deben establecer con los clientes objetivos medibles, permitiendo canjear por puntos las recompensas obtenidas, y siendo los empleados los dirigentes o coordinadores de los programas. En este caso y a raíz de obtener resultados positivos, un ejemplo podría ser recompensar con servicios anexos como masajes, incluyendo descuentos e incentivos, tanto a los clientes, como al cliente interno por conseguir la fidelidad del usuario.

Por otro lado Rigsby (2008) propone siete estrategias para aumentar las tasas de retención. Estas son, proporcionar a los usuarios reuniones de calidad con profesionales del fitness, enviar una revista mensual vía e-mail, enviar tarjetas de fidelización en cumpleaños, realizar y mantener eventos, realizar encuestas de satisfacción, ofrecer a los socios nuevos un pack de bienvenida y un seguimiento con llamadas telefónicas.

Todos los tipos y propuestas que hemos visto, suponen un amplio abanico con el que podremos jugar y maniobrar en nuestros programas de fidelización. El éxito pues, depende de la implicación de la organización y de los recursos humanos de la misma. De igual forma y una vez concretada la forma que va a adoptar el programa, es necesario que conozcamos cuáles son los elementos más importantes que conformarán nuestra herramienta de fidelización.

DISEÑO Y PUESTA EN MARCHA DE UN PROGRAMA DE FIDELIZACIÓN

Ahora profundizaremos en cuáles son los puntos que debemos tener claro y que nunca se pueden dejar atrás al planificar un programa correctamente. Estos factores, nos ayudarán a organizarlo y saber en todo momento en qué línea debemos trabajar, quién será nuestro perfil de cliente que será susceptible de fidelizar, qué le regalaremos si entra a formar parte del programa, y cómo lo comunicaremos para que realmente sean eficaces nuestras intenciones de mejorar la lealtad de nuestros clientes. Por lo tanto tendríamos que responder a las siguientes preguntas: ¿para qué?, ¿a quién va dirigido?, ¿qué le voy a ofrecer a cambio?, y ¿cómo lo comunicaremos?. En este proceso, los instrumentos deben seguir siempre la regla de "todos ganamos", ya que si una de las partes interesadas no obtiene nada a cambio, ya sea el proveedor del servicio (el centro de fitness) o el cliente como receptor del programa, el programa no tendrá éxito y su puesta en marcha habrá sido un fracaso. De esta forma los cuatro factores a tener en cuenta son:

Los objetivos

Al desarrollar un programa de fidelización debemos sentarnos y analizar perfectamente cuál será el objetivo por el que se crea el programa, y por el que siempre debe sustentar la línea en la que se trabaje. En este sentido, Huete y Pérez (2003) establecen tres tipos de posibles objetivos:

- Objetivo 1: La finalidad del programa es conseguir un aumento de las ventas, donde la repercusión en la lealtad es muy baja.

- Objetivo 2: El programa busca aumentar la lealtad de los clientes con la creación de unas barreras de salida incorporándose costes de cambio.

- Objetivo 3: El propósito es crear una base de datos de los clientes referida al comportamiento de su consumidor. Con ello se podrá crear un correcto y afinado perfil del usuario.

Otros objetivos que podemos perseguir son: aumentar la segmentación de los clientes, permitir acciones coherentes de venta cruzada, facilitar la gestión avanzada de la cartera de productos y aumentar la eficacia de las acciones de promoción y comunicación.

El público objetivo

Uno de los factores más importantes del programa de fidelización se refiere al ¿a quién va dirigido?. Nos referimos al usuario que queremos que comience a participar en nuestro programa de fidelización. Para ello en primer lugar debemos realizar una segmentación de nuestros clientes, ya que no todos los clientes son interesantes de fidelizar. Así, hay muchos programas de fidelización que fracasan porque se equivocan de público objetivo, produciendo pues, un coste adicional innecesario. A su vez, y siguiendo con la hipótesis de la Ley de Pareto del 20/80, debemos prestar mucha atención a nuestras bases de datos para focalizar nuestros esfuerzos en acertar con el cliente objetivo del programa.

Esta hipótesis establece que el 80% de las ganancias de un negocio, proviene del 20% de los clientes.

En este línea, tal como hemos revisado en el capítulo anterior, Dick y Basu (1994) segmentan a los clientes en cuatros tipos dependiendo de la repetición de compra y la actitud hacia la empresa. En ella, el público interesante para un programa de fidelización recae en aquellos que tienen una actitud relativa alta hacia la empresa con alta o baja repetición de compra (tabla 1). Así, en esta tipología de clientes, aquellos que se sitúan en la casilla "fidelidad" son amigos y prescriptores de la organización debiendo trabajar para que sigan siéndolo, y los que están en "fidelidad latente", al no presentar un patrón de compra repetitivo, nuestra intención debe ser que la aumente. En el caso de los que tienen una "fidelidad espúrea", debemos hacerles percibir que nuestro servicio tiene un valor añadido, y por ello, deben seguir con nosotros mejorando su actitud hacia nuestro centro de fitness.

Tabla 1. Tipos de clientes según la fidelidad (Dick y Basu, 1994).

		REPETICIÓN DE COMPRA	
		ALTA	*BAJA*
ACTITUD	*ALTA*	Fidelidad	Fidelidad latente
	BAJA	Fidelidad espúrea	No fidelidad

Por otro lado al realizar nuestra base de datos debemos saber exactamente qué queremos saber de nuestros clientes. Por ello tendremos que hacernos preguntas como ¿tenemos ficha de todos nuestros usuarios?, ¿las fichas están completas y...actualizadas?, ¿han realizado sugerencias o reclamaciones?, ¿la ficha cuenta con la información necesaria?, etc. Así, cuanto más conozcamos a nuestro cliente mejor podremos ofrecerle lo que realmente quiere. Un ejemplo lo tenemos con la web de Amazon que una vez que se introducen los datos del usuario, ofrece los libros comprados por otras personas que también han comprado el libro solicitado por el cliente, dando a su vez recomendaciones personalizadas.

Así la segmentación de usuarios nos permitirá saber los hábitos y necesidades de nuestros clientes anticipándonos a la demanda del servicio, saber cuáles son los que tienen mayor valor para la empresa, qué hacen y cómo son, cuáles son los servicios que se asocian a un determinado perfil de usuario, y lo más importante, qué consideran más decisorio para realizar su compra. Finalmente, es crucial que estos datos estén a mano de todos los colaboradores para que estén en contacto real con nuestros clientes.

El premio o recompensa

La recompensa se convierte en un elemento decisorio y en el que tenemos que centrar nuestra atención para no correr el riesgo de errar en todo el programa. Los premios son para algunos consultores y especialistas en marketing, la motivación para que los clientes comiencen en un programa de fidelidad. Por ello tenemos que tener en cuenta que el premio debe ser el elemento básico del mismo, pero sin caer en el fallo de que no sea para el cliente lo único y tan sólo se adhiera al mismo por el regalo que se le dará. En este caso, la empresa pasaría a un segundo lugar y no obtendría el objetivo de fidelizar a los clientes.

Igualmente, al elegir el premio, debemos hacerlo de tal forma que el cliente perciba que es adecuado para el esfuerzo que realiza por estar en el programa. Si no fuera así, el programa fallaría al completo. De esta forma, algunas empresas han desarrollado programas de fidelidad donde el premio ha sido muy suculento para el cliente, pero han tenido que finalizarlo por el alto coste que supone la recompensa para la organización. Así, debe haber una balanza entre el premio, el coste, y el esfuerzo percibido por el cliente para que se considere un buen premio. Igualmente, un elemento más a considerar para establecer un buen premio, es analizar la recompensa que ofrecen los competidores para ofrecer más valor en la nuestra.

En este sentido, destacamos los criterios que aconsejan Rivero y Manera (2005) a tener en cuenta en los premios de un programa de fidelización. Estos son:

– Los premios tienen que estar ligados a un comportamiento del cliente, por lo que no se debe regalar nada de forma gratuita.

– Los premios y el posicionamiento de la empresa. La recompensa en el programa debe estar acorde con el lugar que ocupa la organización y su marca.

– La exclusividad de las recompensas. En la actualidad es difícil tener programas inimitables, ya que los que han tenido más éxito se han copiado fácilmente. Aún así, se debe intentar ser innovador en los programas ofrecidos.

– Los premios deben ser relevantes. En este punto destacamos la importancia de que el programa no se convierta en una tienda regalo de numerosos beneficios, ya que si fuera así, el cliente no percibiría un valor añadido. En este sentido podemos orientar las ventajas de bajo importe (productos o servicios de uso cotidiano), o de alto importe o esporádicas (tabla 2).

Tabla 2. Características de las recompensas (Cisneros y Molina, 1996).

		FRECUENCIA DE OBTENCIÓN DE LA VENTAJA	
		Frecuente	*Esporádica*
IMPORTE DE LA VENTAJA (ECONÓMICO)	*Alto*	Situación ideal pero poco factible	Aporta valor siempre y cuando sea realmente factible utilizar la ventaja, y el importe de ésta sea suficientemente atractivo para el cliente
	Bajo	Aporta valor cuando por la frecuencia de la ventaja el importe acumulado de ésta en el tiempo es significativo para el cliente	No aporta valor para el cliente

La comunicación del programa

En muchas ocasiones realizamos grandes proyectos, y se planifica al dedillo, pero se falla en la forma de comunicar. Así, la comunicación es tan necesaria como los demás factores que hemos mencionado anteriormente, ya que evitar y eliminar la incertidumbre, creará un sentimiento de confort y seguridad con el mismo, evitando que el cliente desista del programa. Para ello, debemos en primer lugar trabajar en que el cliente conozca en qué consiste el programa y cuáles son sus derechos y obligaciones. La comunicación debe ser continua y debe adaptarse a las necesidades y características del cliente, ya que al conocerlo cada vez más, sabremos cómo hablarle y comunicarnos con ellos.

Aún así, la comunicación continua corre el riesgo de que no sea efectiva por el incesante envío de información que causa que sea desapercibida. En numerosas ocasiones, se realizan campañas de promoción para pertenecer a un grupo de clientes y al enviar masivamente información, el cliente no se motiva y confunde la promoción y los beneficios de ésta, con una incesante necesidad de venta por parte de la organización. Por ello, es fundamental planificar y conocer bien al cliente para no cansarlo, y ofrecerle regalándole en cada momento lo que necesite.

La forma de comunicarnos con los clientes se han mejorado enormemente tanto a nivel de llegar a más clientes, como el coste que suponen las herramientas que la faciliten. En este sentido, en la actualidad si una organización quiere ser competitiva, debe tener perfil en numerosas redes sociales (tales como facebook, twitter, etc.), y por supuesto una página web activa y dinámica. También son muy funcionales los newsletter que se están poniendo de moda en los centros de fitness, y que no suponen un coste elevado. En ellas, podemos anunciar nuestros programas de fidelidad, así como eventos que favorezcan la permanencia en nuestro centro. También podemos establecer alianzas si el programa es multisponsor y anunciar los beneficios de nuestro programa en las webs y revistas de nuestros aliados.

Lo más importante pues, es tener claro qué instrumentos vamos a utilizar para comunicar, y sobre todo, si el instrumento hará la función de comunicar. Así, volvemos a la importante función de segmentar usuarios, ya que según el perfil de cliente tendremos que funcionar con unas u otras herramientas.

Estos cuatro elementos junto a lo descrito a lo largo del capítulo, no tendría sentido si no se organiza y se estructura de forma ordenada. Así pues, las fases que se deben llevar a cabo se recogen en la figura 2.

La estructura de un programa de fidelización debe pasar por ocho etapas claramente diferenciadas:

- *Establecimiento de objetivos.* Como se ha comentado anteriormente, la organización debe establecer qué quiere conseguir con el programa al igual que se hace con la planificación estratégica (misión y visión), y dónde se deben establecer objetivos a corto como a largo plazo. También es necesario el establecimiento de en qué momento se conseguirán los objetivos.

- *El programa.* En este paso se define el programa que se quiere realizar, cuáles son las estrategias que se van a llevar a cabo, qué recompensa vamos a ofrecer al cliente, y lo más importante, cuál es el valor que vamos a ofrecer a nuestros clientes frente a la competencia. En este escalón deberemos pararnos y planificarlo bien ya que es un punto básico de todo el proceso, a través del cual todo gira. Como decíamos, la recompensa debe ser percibida por el cliente como algo por lo que se puede optar y que supera el sacrificio de pertenecer al programa.

- *El público objetivo.* Una vez conocido el programa y paralelo a la gestión del centro, debemos tener una base de datos de nuestros clientes de tal forma que nos permita segmentar y detectar aquellos clientes que suponen el público susceptible de nuestro programa. Así pues, y una vez conocedores del tipo de perfil, podremos asignar el programa al cliente. Finalmente hay que tener en cuenta que la base de datos debe actualizarse continuamente para no caer en el error de no saber en cada momento lo que el cliente necesita.

- *Comunicación.* Conocedores del cliente potencial de nuestro programa, es necesario que sepamos comunicarlo ya que en ocasiones el emisor no sabe transmitir bien su mensaje o el receptor no percibe lo que queremos decirle. Así pues, es necesario saber qué instrumentos vamos a utilizar dependiendo de cada segmento de población y cuándo va a ser el momento de comunicarlo.

- *Costes vs ingresos.* Una parte fundamental del programa es establecer si realmente obtendremos unos beneficios y no perderemos dinero al realizar el programa. En este sentido debemos planificar qué coste nos supondrá la implantación del mismo, y cuáles serán los beneficios económicos, relacionales y de fidelidad que obtendremos.

- *Puesta en marcha.* La ejecución del programa es donde suelen ocurrir todos los problemas. Por ello, es necesario que el director de marketing asigne a cada programa un coordinador y se haga responsable del mismo. Éste, junto a sus colaboradores realizará reuniones periódicas con las que se pretenderá poner al día de los resultados ofreciendo un feedback continuo del mismo.

OBJETIVOS		
Objetivos a corto plazo	Cuál es nuestra meta final	Cuánto tiempo tardaremos en conseguir los objetivos

PROGRAMA			
Definición	Tipo de programa	Recompensa	Valor añadido de nuestro producto

PÚBLICO OBJETIVO			
Realización de una base de datos	Segmentar para asignar los programas	Programa según perfil de usuario	Actualización continua de bases de datos

COMUNICACIÓN		
Intrumentos que vamos a utilizar según perfiles	En qué momento nos vamos a comunicar	Plan de comunicación por fechas y herramientas

COSTES E INGRESOS	
Cuál es el coste que va a suponer	Cuáles son los ingresos (objetivos y subjetivos)

PUESTA EN MARCHA		
Ejecución del programa	Asignación de responsable	Reuniones periódicas

EVALUACIÓN DE RESULTADOS		
Establecimiento de indicadores	Satisfacción del cliente externo	Satisfacción del cliente interno

Según errores cambiar las estrategias a seguir	Vuelta al comienzo	Bucle de retroalimentación

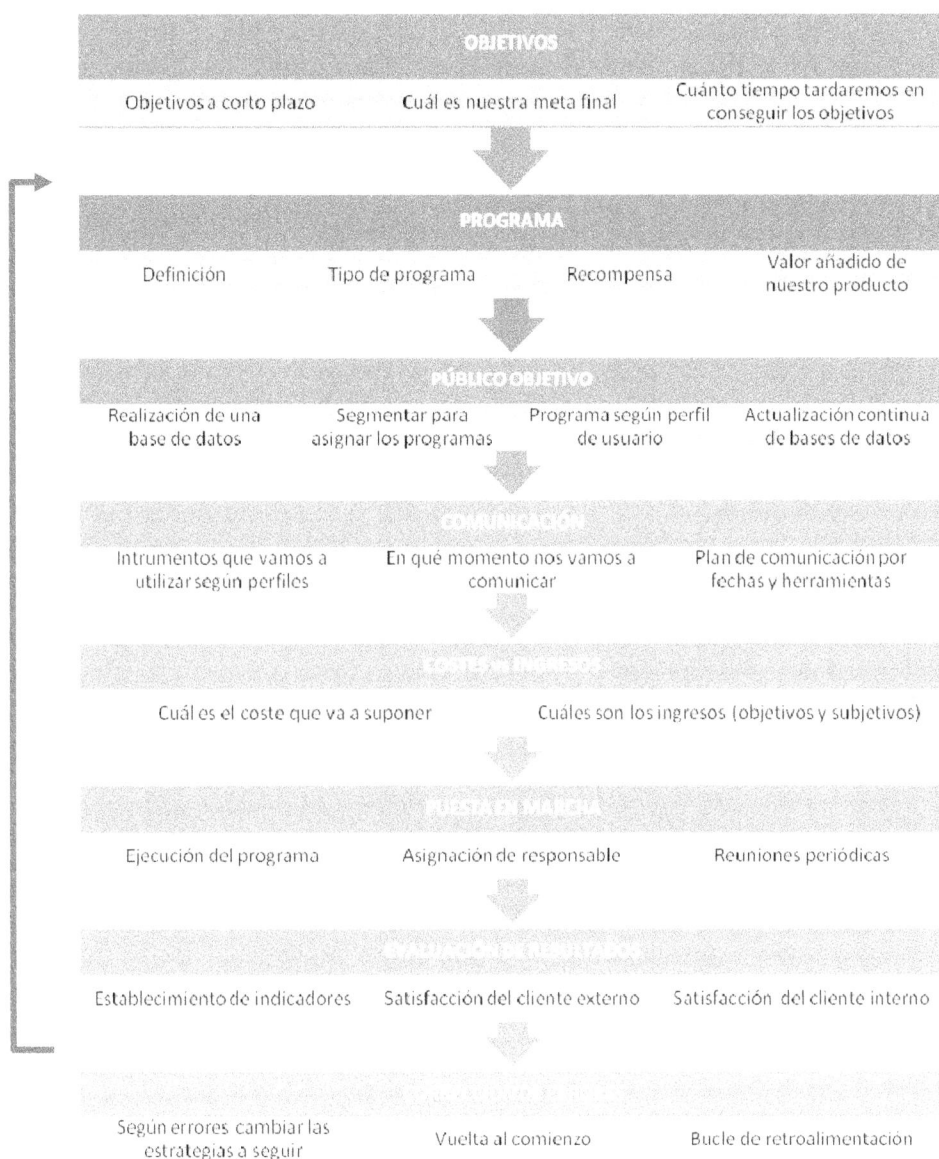

Figura 2. Fases para poner en marcha un programa de fidelización.

- *Evaluación de resultados.* Las reuniones entre el coordinador y sus colaboradores servirán para evaluar cómo se está ejecutando el programa. Así, se deben establecer indicadores que permitan la valoración de cómo está transcurriendo el mismo. También es necesario realizar encuestas de satisfacción tanto del cliente externo como del interno, ya que se ha visto que ambas repercuten en la fidelidad del cliente.

119

– *Corrección de errores.* Como último paso de todo el proceso, es el bucle de retroalimentación que se debe producir dependiendo de la evaluación continua. Así pues, dependiendo de cómo sean los resultados de los indicadores establecidos, se volverá a analizar si el programa está consiguiendo los objetivos que se plantearon en un principio.

EL RESULTADO DE UN PROGRAMA DE FIDELIZACIÓN

Para saber si los programas de fidelización son eficaces o no, es conveniente fijarse en estudios empíricos que se hayan realizado anteriormente, aunque la realidad es que existe un déficit en este tipo de investigaciones. Igualmente, también debemos tener en cuenta que los programas que mejor funcionan son aquellos que se ejecutan en empresas que ofrecen servicios con márgenes más altos, y cuya compra se realiza reiteradamente a lo largo del tiempo.

Así pues, limitándonos a estudios realizados (por la dificultad a obtener datos de empresas privadas), podemos observar como las efectividades de estos programas difieren según los investigadores. En primer lugar encontramos estudios como el de Mueller (2007) que comprobó como el efecto del programa fue débil en relación a la lealtad, o el de Meyer – Waarden y Benavent (2006), que afirmó que no se consigue un aumento en la frecuencia de compra a medio – largo plazo. Sin embargo, la mayoría de estudios que relacionan la efectividad de los programas de fidelización, auguran resultados positivos y visibles. Como ejemplo sabemos que los programas disminuyen la atención hacia otros proveedores reduciendo el interés de compra en ellos (Meyer – Waarden, 2007), que se consigue un aumento de la frecuencia de compra así como de las ventas cruzadas (Reinares y Reinares, 2005; Turner y Wilson, 2006) y parece que en mercados maduros, el impacto del programa es más intenso y positivo en la lealtad actitudinal (Noordhoff et al., 2004).

Finalmente, debemos tener claro que el éxito del programa dependerá en primer lugar de que la organización identifique y se posicione con un claro programa, en segundo lugar de que la recompensa no se convierta en algo inalcanzable para los clientes y no produzca un déficit en la cuenta de resultados (reporte de ingresos por el programa vs gastos del programa), y por último la capacidad que tenga el programa para obtener el mayor conocimiento sobre nuestros clientes satisfaciéndolos en el menor tiempo posible.

BIBLIOGRAFÍA

- Campos, C. (2000). Resumen de la encuesta industria española fitness 2000. *Instalaciones deportivas XXI, 107*, 8 – 15.
- Cisneros, G. y Molina, J. (1996). Fidelización efectiva: no caiga en los errores más frecuentes. *Harvard – Deusto: Marketing & Ventas*, (17), 30 – 35.
- Dick, A. y Basu, K. (1994). Custorner loyalty: toward an Integrated Conceptual Framework. *Joumal of Academy of Marketíng Science, 22*(2), 99 – 113.
- Esquerre, B. (2004). Getting Retention Right by Offering Good Service. *Fitness Business Pro, 20*(11), 32 – 32.
- García, B. (2009). *Los programas de fidelización de clientes en establecimientos detallistas. Un estudio de su eficacia*. Tesis doctoral presentada en la Universidad de Valladolid, España.
- Health club directions: how can clubs retain members and inspire new exercises? (2003). *IDEA Health & Fitness Source, 93* – 95.
- Huete, L. y Pérez, A. (2003). *Clienting: Márketing y servicios para rentabilizar la lealtad*. Barcelona: Tibidabo.
- Keaveney, S. (1995). Customer Switching behaviour in service industries, an exploratory study. *Journal of Marketing, 59*(2), 71 – 82.
- Life Fitness Academy (2007). La retención de socios: un factor clave, ¿cómo podemos gestionarlo?. *Instalaciones Deportivas XXI, 151*, 72 – 76.
- Meyer – Waarden, L. (2007). The effects of loyalty programs on customer lifetime duration and share of wallet. *Journal of Retailing, 83*(2), 223 – 236.
- Meyer – Waarden, L. y Benavent C. (2006). The impact of loyalty programs on repeat purchase behaviour. *Journal of Marketing Management*, 22(2), 61 – 88.
- Mueller, S. (2007). *Loyalty programs and customer loyalty: A panel data analysis*. Trabajo presentado en Proceedings of 36th EMAC Conference, Reykjavik, Islandia.
- Myers, A. (2005). Factors Influencing Program Adherence. *Fitness Business Canada, 6*(4), 40 – 41.
- Noordhoff, C., Pauwels, P. y Odekerken – Schröder, G. (2004). The effect of customer card programs. A comparative study in Singapore and The Netherlands. *International Journal of Service Industry Management, 15*(4), 351 – 364.
- Pinillos, J. (2004). Winning the retention battle: Librando la batalla por la retención. *Investigación y Marketing, 83*, 39 – 42.
- Reinares, P. y Reinares, E. (2005). *Valoración empírica de los beneficios obtenidos en un programa de fidelización aplicado al comercio minorista*. Trabajo presentado en las Actas del Congreso ACEDE, Tenerife.
- Reinares, P., Reinares, E. y Mercado, C. (2010). Gestión de la heterogeneidad de los consumidores mediante programas de fidelización. *Revista Europea de Dirección y Economía de la Empresa, 19*(3), 143 – 160.
- Rigsby, P. (2008). The Power of Retention: Make your Members Raving Fans. *Fitness Business Canada, 9*(2), 44 – 45.
- Rivero, L. y Manera, J. (2005). *El compromiso del usuario de servicios de telecomunicaciones*. Madrid: Dykinson, S. L.

- Tharrett, S. y Peterson, J. (2007). Membership Attrition and Club Profitability, Part 1. *Fitness Management, 23*(2), 50 – 50.
- Tock, E. (2006). More Retention Equals More Referrals and Profits. *Fitness Business Pro, 22*(6), 30 – 30.
- Triadó, X. y Aparicio, P. (2004). El tipo de cuota como variable de fidelización de usuarios en Entidades Deportivas: Un reto actual de consecuencias futuras. *Investigación y Marketing, 83*, 31 – 38.
- Turner, J. J. y Wilson K. (2006). Grocery loyalty: Tesco Clubcard and its impact on loyalty. *British Foof Journal, 108*(11), 958 – 964.
- Yi, Y. y Jeon, H. (2003). Effects of Loyalty Programs on Value Perception, Program Loyalty and Brand Loyalty. *Academy of Marketing Science Journal, 31*, 3.

Capítulo 7

PASOS PARA LA PUESTA EN MARCHA DE SISTEMAS DE FIDELIZACIÓN DEL CLIENTE INTERNO

Alex Armero Campos
Óscar Durán Gutiérrez

INTRODUCCIÓN

Recientemente se han publicado los resultados de la encuesta mundial realizada en 2010 por la consultora Boston Consulting Group, sobre cuáles son las prácticas de Recursos Humanos que permiten a las empresas crear una ventaja competitiva a través del compromiso de sus empleados con los objetivos empresariales. En esta encuesta participaron más de 5.500 directivos y responsables de RRHH de 109 países, por lo que del estudio se extraen varias conclusiones y ejemplos de buenas prácticas.

Como tema crítico para el futuro, aparece la *mejora del compromiso de los empleados*, pasando de ser un tema de importancia media en la anterior encuesta del año 2008 (puesto 8), a convertirse en una actuación urgente en el año 2010 (puesto 3). La crisis financiera ha llevado a un recorte en la inversión en personas que ha dañado la moral, y ahora, los directivos quieren insuflar un sentido de orgullo y confianza que renueve el compromiso y que la teórica alineación de intereses entre empleado y empresa se convierta en una buena práctica para que ambos alcancen los objetivos propuestos y en definitiva, que sean más competitivos en el mercado.

Por tanto, ya existe preocupación en las compañías sobre el papel determinante que supone la fidelización y el compromiso de sus empleados, que unido al tema de mayor preocupación resultante de la encuesta como es la mejora del desarrollo directivo, ambas se conviertan en las líneas de actuación y de mejora de las empresas a nivel de gestión de personas en un futuro muy presente.

Definiciones

Apostar por el concepto de cliente interno implica que se le da la vuelta 180º a la pirámide de mando. Ya no se sirve al "Jefe" sino al "Empleado", y es el "Jefe" quien sirve al profesional, colaborador o trabajador que presta servicios por cuenta ajena en la empresa, ofreciéndole las herramientas necesarias para facilitar y mejorar su trabajo, presente y futuro (figura 1).

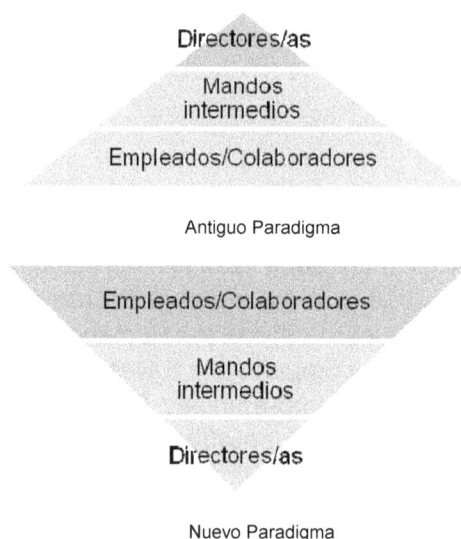

Directores/as

Mandos
intermedios

Empleados/Colaboradores

Antiguo Paradigma

Empleados/Colaboradores

Mandos
intermedios

Directores/as

Nuevo Paradigma

Figura 1. Paradigmas en la gestión de recursos humanos.

Este nuevo paradigma cobra especial relevancia en el sector de servicios deportivos en el que nos encontramos, pues la vinculación y las relaciones entre el cliente interno y el cliente externo son fundamentales y necesarias para que la empresa alcance el éxito esperado.

Por fidelización del cliente interno, se entiende el proceso que llevan a cabo las empresas mediante la implantación de políticas de recursos humanos encaminadas a potenciar al máximo las motivaciones de las personas que deben ofrecer el mejor servicio posible a los clientes externos, reconociendo su valor y su posición dentro de la empresa.

En este "juego de intereses", cada agente dentro de la empresa asume su parte de responsabilidad y debe desempeñar su rol de la forma más eficaz y eficiente posible, haciendo posible la alineación de intereses para alcanzar el objetivo común que toda organización persigue: ser más productiva y rentable y que sus empleados se sientan satisfechos (figura 2).

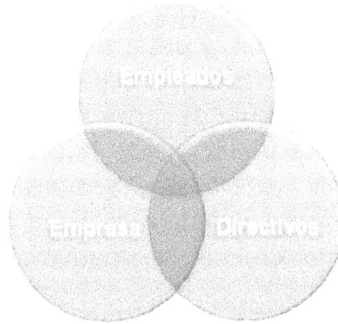

Figura 2. Cada agente asume su parte de responsabilidad a través del "contrato emocional".

ROL DE LAS ORGANIZACIONES

Por lo que a las organizaciones se refiere, éstas han de dar el paso y apostar por el cambio de paradigma, pero no sólo en el aspecto teórico fruto de lo que se desprende de los manuales de bienvenida que todos mostramos a nuestros colaboradores cuando se incorporan a la empresa, si no atreverse a ponerlo en práctica, a desarrollar políticas en materia de recursos humanos que apuesten por el valor más importante que hoy en día tienen las empresas, las personas que trabajan en ellas y por ellas.

El compromiso ha de ser recíproco, porque es lógico pensar que, al igual que las organizaciones buscan y esperan que sus colaboradores sean fieles y leales, los profesionales también busquen compañías atractivas en su estrategia, en su perfil, en las condiciones de trabajo, en su entorno y, por supuesto, en su modelo de gestión de personas, donde se de la oportunidad de desarrollo personal y profesional; a empresas que asuman sus compromisos y lleven a la práctica lo que realmente dicen que hacen o van a hacer, porque aquí está la verdadera responsabilidad compartida, en cumplir con aquello que decimos que vamos a hacer.

Llegados a este punto, y una vez que la empresa acepta dar el paso, entra en juego el llamado marketing relacional o marketing interno, que no es más que la simple aplicación de las metodologías del marketing tradicional a las relaciones entre empresa y empleado, donde éste, es el primer cliente dentro de la propia empresa.

El marketing relacional o interno nace para fidelizar y potenciar al máximo la motivación de los empleados mediante estrategias y políticas de recursos humanos orientadas a desarrollar políticas activas de formación, comunicación y retribución capaces de crear un clima laboral positivo, cuyo ambiente repercute de forma directa en la imagen externa de la compañía, que es precisamente la que atrae la compra del cliente externo. Los clientes externos se identifican con los clientes internos, y de nada sirve invertir una gran cantidad de dinero en mejorar la empresa si el capital intelectual no se siente motivado para ofrecer el mejor servicio posible.

Nuestro cliente interno es más exigente que el externo, ya que conoce mejor el negocio y tiene más información sobre lo que está pasando en la organización, por lo que requiere de más conocimientos de todos los procesos. En definitiva, de lo que se trata es de que el colaborador llegue a saber para qué es útil su trabajo y conozca realmente el objetivo estratégico de sus tareas, ya que si lo que se quiere es vender, lo primero es hacerlo dentro.

Un factor clave para la fidelización de los empleados es la creación de un "contrato emocional" entre ellos y la organización. Las personas somos equilibrio entre razón y emoción, por lo que debemos dejar de lado simplemente lo racional y empezar a valorar todo lo relacionado con la gestión de las emociones, por ejemplo: escuchar a nuestros colaboradores, pues si en el marketing externo se escucha al cliente para saber lo que quiere, debemos hacer lo mismo de la empresa hacia dentro, escuchar a nuestro cliente interno y proporcionarle lo que realmente necesita, satisfacer sus necesidades hasta donde los objetivos de la empresa lo permitan. También supone escuchar sus consideraciones de mejora y su crítica fundamentada, sus recomendaciones en base a su experiencia en el puesto de trabajo, ya que nadie mejor que él conoce los procesos laborales; mostrar interés por cada persona, interés por su tarea, por la evaluación positiva del desempeño; seguimiento de las respuestas que se le ofrecen; notificarle si alguna de estas recomendaciones se van a poner en práctica; agradecerle la información facilitada y dejar el canal abierto a nuevos procesos de comunicación.

Este paquete emocional se basa en la confianza y en la honestidad mutua, en esa responsabilidad compartida de la que antes hablábamos. La comunicación horizontal y vertical, ascendente y descendente ha de funcionar y ha de ser fluida, que el colaborador se sienta aceptado, comprendido, y sobre todo, escuchado.

ROL DE LOS DIRECTIVOS

La gestión de las personas es responsabilidad de cualquier directivo o mando intermedio que tenga a cargo un equipo humano, por lo tanto, a ellos les corresponde poner en práctica todas las herramientas de gestión que Recursos Humanos le facilite para que el empleado, el colaborador, se sienta realmente comprometido en su puesto de trabajo.

Como veíamos, la mejora del desarrollo directivo es la principal preocupación de los propios responsables en las organizaciones. Un estudio de investigación de la prestigiosa Consultora Otto Walter, de octubre de 2009, sobre qué nota le ponen los empleados a sus jefes, revela que el 42% de las personas con responsabilidad para dirigir en las empresas, no están a la altura. De ellos, un 17,3%, es decir, uno de cada seis, ni siquiera alcanza el baremo para ser considerado suficientemente válido y entran de lleno en la mediocridad directiva. Tan sólo un 22,6% obtiene una calificación de "buenos jefes", y un 35,4% han sido calificados como suficientemente válidos.

Los colaboradores compran la decisión de un directivo si existe la posibilidad de compartir un planteamiento emocional, desde el punto de vista objetivo, y eso solo se consigue mediante el liderazgo, mirando hacia la parte superior de la pirámide invertida pues hoy en día, el papel que se ejerce desde el liderazgo no es el de mandar y dominar, sino el de servir, el de satisfacer necesidades pero no deseos, buscar el compromiso y obtener la satisfacción, la fidelización, de los mejores en su puesto y que están a su cargo.

Evidentemente, el liderazgo se ejerce desde la autoridad que se tiene como persona y no desde el poder que ofrece el cargo que se desempeña. Sólo cuando las acciones son consecuentes con las intenciones, se convierte a personas consecuentes en líderes consecuentes.

El liderazgo que busca compromiso y fidelización se inicia con la *voluntad* de serlo, única capacidad que como seres humanos tenemos para que nuestras acciones sean consecuentes con nuestras intenciones y para elegir nuestro comportamiento. Con la voluntad adecuada, se identifican y satisfacen las legítimas necesidades, no deseos, de los empleados, y con ello, se está llamado a *servirles*, e incluso a sacrificarse por ellos, forjando así la *autoridad* o influencia necesaria para llegar a ganarse el derecho de ser considerado como "buen jefe".

¿Y cuáles son las cualidades que debe mostrar un buen líder para obtener la confianza y fidelización de su equipo?. Son muchas las teorías y descripciones que podemos encontrar al respecto, pero lo cierto es que son ciertos valores y comportamientos muy sencillos los que siempre han de acompañar a cualquier persona que ejerza un poder de influencia sobre un equipo de colaboradores, entre otros:

- *Paciencia*: mostrar dominio de uno mismo. El líder tiene la responsabilidad de exigir responsabilidades a su equipo pero respetando siempre la dignidad de las personas sin pasar por alto sus carencias o aspectos de mejora. El cometido consiste en señalar cualquier desajuste que pueda darse entre el estándar establecido y el trabajo realizado, pero sin darle un cariz emocional. El objetivo de cualquier acción disciplinaria debe ser corregir o cambiar un comportamiento, entrenar a la persona, no castigarla.

- *Afabilidad*: prestar atención, apreciar y animar. La afabilidad tiene que ver con cómo actuamos, no con cómo sentimos, y está comprobado que existe una relación directa entre la mejora de la productividad y la mejora de las condiciones ambientales de los empleados, simplemente por el hecho de que haya alguien que esté pendiente de ellos, de prestarles atención, de escucharle activamente, de empatía.

- *Humildad:* ser auténtico, sin pretensiones ni arrogancias. La humildad no es hacerse de menos sino pensar menos en uno mismo. Consiste en el conocimiento verdadero de uno mismo y de sus limitaciones.

- *Respeto*: tratar a los empleados como personas importantes que son, ya que el líder tiene un interés personal en el éxito de aquellos a quienes dirige y en ayudarles a conseguir ese éxito.

- *Generosidad*: satisfacer las necesidades de los demás, no los deseos, antes que las de uno, haciendo prevalecer los intereses del equipo por encima de las propias.

- *Indulgencia*: no guardar rencor al que nos perjudica, ya que no somos perfectos. La indulgencia no significa que tengamos que aparentar que lo que no está bien no ha sucedido, o no enfrentarnos a ello cuando sucede. Al contrario, se deben practicar comportamientos positivos hacia los demás que consisten en ser abiertos, honrados y directos.

– *Honradez*: estar libre de engaños. Implica ayudar a los empleados a tener perspectivas claras, hacerles responsables, está dispuesto a dar tanto las buenas como las malas noticias, informar sobre los resultados de su trabajo, ser consecuente, tener reacciones previsibles y ser justo.

– *Compromiso*: atenerse a las propias elecciones. Comportamiento éste tan difícil hoy en día debido a la crisis en la que nos encontramos, que es lógico pensar que a quien se le pide compromiso, solicite a cambio seguridad y confianza en su trabajo, responsabilidad, ya que el verdadero compromiso es una visión del desarrollo personal y del desarrollo de equipo junto con una mejora continua. No debemos nunca atrevernos a pedirle al colaborador que sea lo mejor posible, que se esfuerce en mejorar siempre, si quien debe dar ejemplo no está dispuesto a crecer y llegar también a serlo.

Por tanto, mediante estas sencillas consignas se pretende influir en los colaboradores para beneficio mutuo, pues si el directivo o mando intermedio es capaz de dar lo mejor de uno mismo, obtendrá un retorno de la inversión por parte de su equipo de mucho más valor y en muy poco espacio de tiempo.

ROL DE LOS EMPLEADOS

Hace ya tiempo que las empresas se han dado cuenta de que las personas que la integran deben considerarse como una verdadera inversión, y pasan a formar parte de su ventaja competitiva como hecho diferenciador. Por tanto, las personas que forman parte de la empresa, son su activo, su valor, su capital más importante.

También es una realidad que la escasez de talento en el mercado será uno de los principales problemas en los próximos años, de ahí la preocupación que tienen las organizaciones en fidelizar a los empleados más competentes, más preparados, porque aquí sí que no vale aquello de "café para todos".

El principal desafío y factor determinante de las empresas a corto plazo será el atraer, retener (fidelizar) y desarrollar el talento de los empleados, por lo que vale la pena apostar por nuevas iniciativas con el objetivo de motivar y fidelizar desde el punto de vista de generar ilusión, ya que es evidente que, una alta rotación de colaboradores implica una alta inversión en los procesos de acogida y formación inicial, destinando mucho esfuerzo en tiempo y dinero en toda nueva incorporación. La marcha o la rotación de un empleado conlleva graves pérdidas a la organización y negarlo es un error, y más si quien se desvincula es un profesional con talento y que aporta un valor añadido a su trabajo. Reemplazar no sólo significa un alto coste monetario, sino que además requiere de mucho tiempo para su adaptación al nuevo trabajo y a los valores y objetivos estratégicos de la organización.

Es indudable que todos los que formamos parte de la empresa, equipos operativos, mandos intermedios y directivos, somos empleados de la misma y también debemos asumir nuestra parte de co-responsabilidad al ser sólo nosotros quienes podemos y debemos elegir la actitud que mostraremos en nuestro trabajo porque, aunque a veces no podamos escogerlo, siempre podremos elegir cómo lo haremos.

Si elegimos cada día la actitud que vamos a tener, esa elección determinará nuestro comportamiento, ya que el riesgo de no hacer nada, seguramente es mayor que el riesgo de actuar.

Otra de las claves es ir al trabajo a "jugar", a pasarlo bien, a darle valor a aquello que hacemos en nuestro trabajo y alegrar el día a los que están a nuestro alrededor. Encontrar formas creativas de entrar en contacto con los clientes externos facilitará el sentimiento de pertenencia del cliente interno, y lo cierto es que en nuestro sector, este factor está muy a la orden del día por la relación interpersonal que se genera entre ambos, clientes internos y externos.

Centrar la atención en que los demás estén bien crea un flujo constante de sentimientos positivos y no debería sorprender que las personas más felices, estén notablemente más satisfechas con su trabajo que las menos felices. De hecho, las investigaciones sugieren que cuanto mayor es la felicidad, se registra mayor productividad y mayores resultados.

Por tanto, tan importante es la aportación de empresa y mandos intermedios o directivos en el empeño de conseguir la fidelización de los empleados, como la actitud que éstos muestran en su desarrollo diario para vincularse a un proyecto y hacer suyos los éxitos de la empresa para la que prestan servicio.

La voluntad de mejorar el desempeño, el esfuerzo y actitud que mostramos en conseguirlo, el deseo de desarrollar constantemente nuestras habilidades y capacidades también es parte fundamental en este proceso de querer formar parte de un proyecto ilusionante, donde poder evolucionar personal y profesionalmente.

Un profesional ilusionado está motivado, tiene un desempeño superior y está fidelizado sólo porque está comprometido y cree en la misión de su organización, mientras que si sólo son fieles en el sentido de permanecer en el tiempo, nos podemos encontrar que quizás no estamos reteniendo sólo talento, sino más bien falta de talento (figura 3).

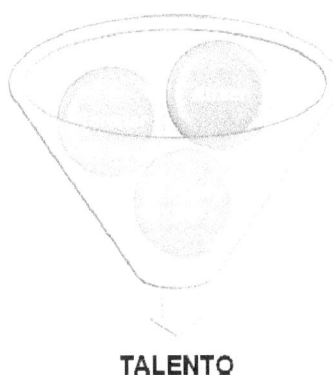

TALENTO

Figura 3. Configuración del talento.

HERRAMIENTAS PARA LA FIDELIZACIÓN

Para evitar la pérdida de talento y fidelizarlo con los objetivos de la organización, desde Recursos Humanos se deben establecer políticas y acciones orientadas al análisis del potencial y desempeño de cada colaborador para establecer, con la máxima exactitud posible, cuales son las actitudes y habilidades que poseen para, de esta forma, desarrollar objetivos y desafíos que se adapten a sus expectativas laborales y personales.

El primer paso parte de nosotros mismos y tiene que ver, como hemos visto, con nuestras propias motivaciones, ya sean internas o externas, y que aluden al deseo de realizar el trabajo de la mejor forma posible, siempre que nuestra actitud sea proactiva.

Estar motivado supone sencillamente que optamos por emplear nuestra energía física o mental en desempeñar un trabajo y alcanzar una meta, unos objetivos, lo que nos induce a comportarnos de una determinada manera cuando se nos genera el estímulo de satisfacer determinadas necesidades. En el supuesto de no existir tales estímulos, el esperado comportamiento positivo no tendrá lugar (figura 4).

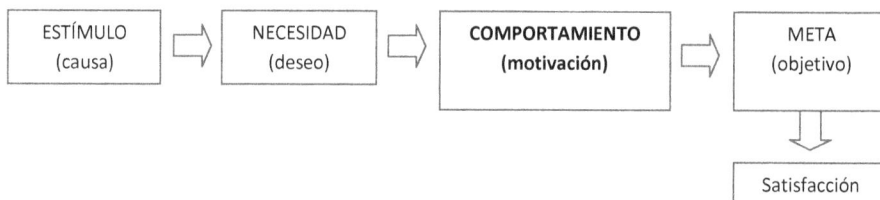

ESTÍMULO (causa)	⇨	NECESIDAD (deseo)	⇨	**COMPORTAMIENTO (motivación)**	⇨	META (objetivo)

Satisfacción

Figura 4. Resultados del comportamiento.

Entonces, ¿Qué herramientas podemos poner en práctica desde la empresa, dentro de nuestro proceso de gestión de personas, para intentar fidelizar al talento?. Además de generar unos valores, una cultura de empresa y una imagen exterior que concuerde con todo ello y la haga atractiva, estas son algunas de ellas (figura 5):

- Implantar un adecuado *proceso de selección*, garantizando que de forma objetiva y transparente podamos identificar a los candidatos capaces de ilusionarse con el proyecto de empresa que se les ofrece, detectando aquellas competencias, habilidades y valores personales que mejor se adapten a la cultura y los valores de nuestra organización.

- Establecer políticas de *promoción o selección interna* cuando haya una vacante, lo que supone un importante elemento motivador para quienes tienen como objetivo el querer desarrollarse dentro de la empresa y valoren esperar las oportunidades. En estos casos se debe proceder de tal forma que cuando sea posible llevar a cabo un proceso de promoción interna, los colaboradores sean informados de las necesidades existentes y del puesto de trabajo a cubrir, de tal forma que cumpliendo con los requisitos de acceso solicitados, se inicie el proceso de selección interno. Sea cual sea la opción elegida es necesario que sea lo más concreta posible, es decir, ha de incluir una definición detallada de las funciones y características del mismo, las competencias inherentes al puesto de trabajo, y la formación mínima indispensable de los candidatos.

- Definición de una política de *retribución variable y por objetivos*, de compensación y beneficios sociales estandarizada para toda la organización, unificando y encuadrando los diferentes niveles salariales correspondientes a cada uno de los puestos de trabajo.

  Esta política retributiva debe contemplar una parte fija y otra variable en función de los objetivos previamente pactados y establecidos entre las partes.

- Aplicación de un proceso de *evaluación del desempeño (EDD)* de todos y cada uno de los integrantes de la plantilla, con el objetivo de medir su rendimiento y eficacia y con la finalidad de detectar necesidades formativas que ayuden a desarrollar sus habilidades y competencias, mediante la implantación de un sistema de evaluación 90º, 180º o 360º y entrevistas posteriores de valoración.

  La exigencia de toda organización de valorar sus resultados pasa por la valoración de los niveles de eficacia y eficiencia de sus equipos de profesionales. La evaluación del desempeño puede constar de una evaluación cuantitativa de la aportación de cada colaborador respecto de lo que se espera de él, ya sea de forma individual o colectiva, mediante la definición y descripción de unos indicadores objetivos, evaluables y cuantificables económicamente, a los que se les asigna un porcentaje respecto del total a alcanzar y donde se vincula dicho resultado a la parte de retribución variable en función del resultado obtenido: es el sistema de Retribución por Objetivos.

  Al mismo tiempo, también se deben analizar parámetros más subjetivos que tienen que ver con la evaluación más cualitativa donde, a través de un sistema de autoevaluación y evaluaciones basadas en analizar actitudes, aptitudes, habilidades sociales y competencias, podremos detectar la correcta adecuación de ese colaborador a su puesto de trabajo y de lo que de él se espera para iniciar las correspondientes acciones formativas encaminadas a su desarrollo personal y profesional dentro de la empresa.

- Diseño de *planes de formación continua*: Es necesario tener en cuenta que en el ámbito de las empresas de gestión deportiva, las tendencias y las modas varían constantemente.

Es por ello que una primera formación inicial debe ser complementada con un plan de formación continuada que garantice la capacitación, el reciclaje, y redunde en la correcta prestación del servicio.

La formación continua y el desarrollo competencial se llevan a cabo durante toda la etapa profesional de los colaboradores. En todos los casos, el proceso de formación debe ser inicial y continuo, y adaptarse a los requerimientos precisos que necesita la organización comportando básicamente: la mejora de las aptitudes, facilitar oportunidades, promover el cambio de actitudes y comportamientos negativos e incrementar la polivalencia. En definitiva, se pretende dotar a cada empleado de las competencias y habilidades necesarias para el correcto desempeño de sus funciones durante toda su vida profesional.

- Desarrollo de *planes de carrera profesional* para aquellos colaboradores que destaquen por encima del resto, potenciando su capacidad y promoviendo su desarrollo profesional para el ejercicio de futuros puestos de responsabilidad en la organización. Para ello es necesario facilitar los criterios de promoción interna como elemento fundamental de su desarrollo personal y profesional.

- Apostar por *políticas de Responsabilidad Social Corporativa*, que principalmente incluyan facilidades al empleado para conciliar su vida profesional con la personal y familiar, y que culminen en la creación de culturas corporativas que aglutinen todas sus peticiones vitales, sociales, económicas y laborales.

- La sensación de *convivir en un clima laboral positivo* es la percepción favorable que tenemos de que la organización para la que trabajamos tiene un funcionamiento estructural y dinámico que se adapta a nuestras necesidades. Un clima laboral positivo influye en los niveles de satisfacción, en la disposición a permanecer en la organización y en el desempeño individual y de equipo, al generarse sinergias en las relaciones interpersonales que afectan los niveles de productividad y rendimiento.

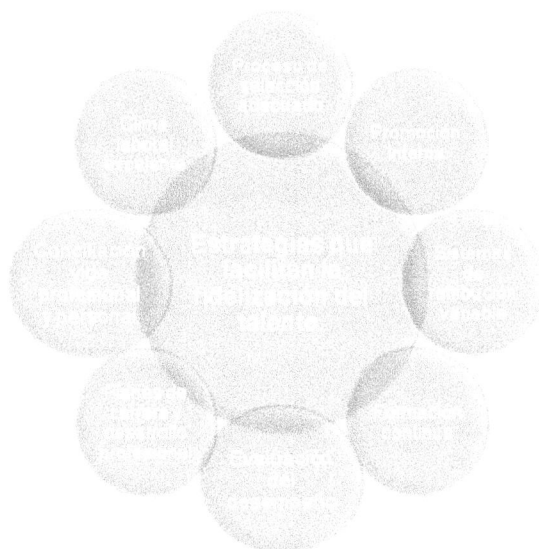

Figura 5. Herramientas para la gestión de las personas.

El estudio del clima organizacional y satisfacción laboral resultan interesantes porque permiten a los empleados expresar su opinión sobre cómo funciona la organización y cómo se sienten en ella. Constituyen así un instrumento de indagación, que funciona bajo la premisa de que se generan beneficios cuando se implementan acciones correctivas en los aspectos que lo requieran. También se convierten es un excelente mecanismo para conocer, de manera indirecta, cómo es la calidad de gestión de la empresa; de hecho, sus resultados apuntan hacia cómo se encuentran funcionando los aspectos estructurales y estáticos de la organización, y qué ocurre en el día a día en las relaciones entre las personas.

Si somos capaces de apostar por darle la vuelta a la pirámide y afrontar el reto de poner en práctica un conjunto de medidas estratégicas que faciliten la atracción de talento, y a su vez, detectar y facilitar la satisfacción de las necesidades del talento que ya tenemos dentro de la organización, estaremos fijando los pilares para que los colaboradores que realmente estén capacitados para hacer creer a la empresa, y en definitiva, que ésta sea más productiva y competitiva, deseen seguir vinculados a ella, es decir, estén comprometidos y fidelizados.

BIBLIOGRAFÍA

- Hunter, J. C. (1996). La *paradoja. Un relato sobre la verdadera esencia del liderazgo*. Barcelona: Ediciones Urano.
- Stephen, C. L., Harry, P. y Christensen, J. (2000). *Fish*. Barcelona: Ediciones Urano.
- Porret, G., M. (2006). La Motivación. En ESIC Editorial (Ed.), *Recursos Humanos. Dirección y gestión de personas en las organizaciones*. Madrid: ESIC.
- Melchor, J. E. (2006). El cliente interno, gestión eficaz en la organización. *AprendeRH*, 17, 49-52.
- Rodríguez, C y Rodríguez, C. (2010). Inteligencia emocional: emociones positivas, felicidad y calidad de vida. *AprendeRH*, 30, 70-76.
- AEDIPE (2011). Tendencias globales en Dirección de Personas. *Dirigir Personas*, 8, 28-31.

Capítulo 8

CÓMO IMPLANTAR UN CRM
(CUSTOMER RELATIONSHIP MANAGEMENT)

Manel Valcarce Torrente
Virginia Serrano Gómez

LA GESTIÓN DE LA RELACIÓN CON EL CLIENTE/USUARIO

No cabe duda, a día de hoy, de la importancia que tiene el cliente de cualquier organización, llegándose a considerar su activo más importante. Dirigido a ellos, las empresas utilizarán dos estrategias diferentes pero complementarias: la captación y retención. Obtener una base de clientes satisfechos y leales, y ser capaces de mantenerlos, puede garantizar la supervivencia de la organización constituyendo una ventaja competitiva. De este modo el objetivo principal de la gestión de las relaciones con los clientes, socios o usuarios (CRM: *Customer Relationship Management*) será identificar todo aquello que genera valor para el cliente, con el fin de: captarlos, mantenerlos, satisfacerlos y fidelizarlos.

En este sentido, CRM se ofrece como la más relevante manifestación operativa del marketing relacional, entendido este último, como aquel que: atrae, mantiene e intensifica las relaciones con el cliente (Berry, 1995), que representa la evolución lógica de los principios y técnicas de marketing, con el fin de satisfacer los requerimientos de los actuales mercados (Reinares y Ponzoa, 2002). Todo ello está basado en una filosofía empresarial, que sin ser nueva, las recientes tecnologías han fomentado su uso.

Para que el proveedor, en este caso los centros de fitness & wellness, establezcan una buena relación con sus clientes/usuarios, Cram (2003) sostiene que tienen que reunirse ocho requisitos que sumados al producto o servicio le otorgarán valor añadido. Estos son: fiabilidad, confianza, reconocimiento, accesibilidad, servicio/asistencia, información, preferencia, y personalización. Además, concluye que una buena relación comercial tendría que seguir los principios de las buenas relaciones personales, debiendo ésta trascender más allá del mero análisis de datos y gestión de costes, y aplicar las siguientes pautas: estar dispuestos a cubrir las expectativas de los clientes, evitar las técnicas de marketing invasivas, y obtener la confianza del cliente/usuario.

También Chiesa de Negri (2009) señala, que la satisfacción del usuario debe ser la etapa previa para diseñar un plan de marketing relacional exitoso, implicando un alto cuidado de las relaciones humanas para alcanzar la fidelización, considerando cuatro procesos clave de la estrategia comercial para incrementar la relación con los clientes/usuarios:

1. Conocer el mercado y las necesidades de los usuarios, a través de estrategias de marketing como la segmentación.

2. Establecer ofertas personalizadas y a medida gracias a este conocimiento.

3. Captación de nuevos clientes atraídos por la propuesta de valor de la empresa, y posibilidad de ventas cruzadas (ofertas complementarias).

4. Fidelización del usuario como resultado de una apropiada estrategia relacional y un gran servicio prestado.

Asimismo, destaca cinco niveles que vinculados entre sí serán fundamentales para la fidelización de los clientes y el éxito de la estrategia dentro del sistema de CRM:

1. ***Calidad personal e inteligencia emocional.*** Contar con personal más involucrado, motivado e identificado con los objetivos y la misión de la empresa. Además deben estar preparados en tres aspectos (saber- saber hacer- querer hacer).

2. ***Satisfacción de los empleados.*** Si se pretende implantar una cultura orientada al cliente externo con el objeto de satisfacerlo y fidelizarlo, se debe comenzar por implantar una cultura de orientación al cliente interno que potencie e impulse su implicación con los objetivos empresariales.

3. ***La excelencia en el proceso comercial.*** Para fidelizar primero se debe satisfacer. Es importante desarrollar metodologías a lo largo de todo el proceso comercial. A veces será más

oportuno no conseguir una venta u objetivo del mes, si de esta forma se evita una sobrecarga o venta inoportuna.

4. ***Valor por esfuerzo***. Las posibilidades de éxito son ajenas al tamaño o recursos disponibles de la organización, ya que una empresa puede tener unas altas ventas, rodeándolo de un servicio de altísimo valor utilizando las mejores técnicas de atención personalizada, rapidez y disponibilidad. Es una tarea de la dirección el diseño de su fórmula de valor y búsqueda continua de excelencia.

5. ***Estrategias de marketing.*** No sólo consiste en captar nuevos clientes, sino en diseñar metodologías y sistemas para retenerlos y crecer con ellos. Las cinco etapas de una posible relación con el cliente serían:

   - Prospección. Cliente desconocido. El primer paso para conseguir un cliente fiel es conocer el perfil de los que ya lo son.
   - Captación. Cliente potencial. Especial cuidado en la venta.
   - Mantenimiento. Cliente nuevo. Se deben cumplir las promesas y superar las expectativas.
   - Satisfacción. Cliente satisfecho. Ofrecer un valor añadido diferencial y que se adapte a sus necesidades.
   - Fidelización. Cliente fiel. Se debe crear una relación con el cliente para adelantarse a sus necesidades particulares.

PERSPECTIVAS DE CRM

Aunque no existe un total acuerdo entre autores, podría considerarse que el CRM es un instrumento que forma parte del marketing relacional. Barreiro, Barreiro, Díez, Losada y Ruzo (2004) lo definen desde dos perspectivas: 1) desde un *enfoque académico* donde el CRM incluye todas las herramientas de comunicaciones e informáticas que posibilitan la estrategia relacional y 2) desde la *perspectiva profesional* que incluye todos los recursos de personalización en la comunicación, orientados a solicitar la respuesta del receptor.

Se podría distinguir así dos elementos básicos del marketing de relaciones (Bordonaba y Garrido, 2001; Grönroos, 1996):

El CRM estratégico o estrategia relacional

Está orientado a la construcción de relaciones estables y duraderas. Requiere dirigir la empresa desde una perspectiva de proceso de gestión, orientación al servicio y establecer asociaciones y redes con los agentes de mercado.

Barreiro et al. (2004) indican los siguientes pasos para desarrollar el plan relacional o CRM estratégico, y que de forma esquemática se representa en la figura 1:

a) Análisis de la situación. Actuando coherentemente con la misión y objetivos generales de la organización.

b) Análisis DAFO (Debilidades, Amenazas, Fortaleza, Oportunidades) prestando especial atención a los aspectos relacionales.

c) Objetivos estratégicos relacionales como base de los objetivos de marketing.

d) Formulación de acciones relacionales, detallando cada público.

e) Asignación de recursos económicos y humanos a cada acción.

El CRM operativo

Consiste en desarrollar bases de datos actualizadas de los usuarios y otros agentes del mercado, establecer un sistema de servicio orientado al cliente y búsqueda de contactos directos.

Estará formada por un conjunto de herramientas orientadas a la mejora tecnológica de la empresa, y en particular al seguimiento y control de las acciones que pertenecen a la relación con el cliente. El mismo es de gran relevancia a la hora de descubrir posibles problemas en las relaciones de las empresas con sus clientes, profundizar en ellos, hacer de canales de intercambio de información y tomar decisiones adecuadas.

Este sistema operativo podría dividirse (Greenberg, 2003; Reinares y Ponzoa, 2002) en diversos sub-apartados, no obstante siguiendo a Barreiro et al. (2004) quedaría reducido a los siguientes:

El CRM analítico

Conjunto de herramientas vinculado a procesos de almacén y análisis de información, relacionado con la creación y gestión de bases de datos, proceso, modelización y generación de informes, con la finalidad de servir de apoyo para la toma de decisiones.

El CRM activo

Conjunto de herramientas relacionadas con el desarrollo de procesos de negocio de la empresa, configurados sobre la creación de relaciones con los clientes. Es aquel que gestiona las relaciones de potenciales, actuales y antiguos clientes, proporcionándole a la empresa el canal de interacción necesario. Además el CRM activo incluye dos procesos:

a) CRM operacional.

Se encarga de las interacciones con los clientes, referente a los procesos de negocio internos de la empresa.

- *Back-office.* Herramientas para análisis y extracción de datos, útiles para personalizar la aplicación. En este caso el cliente no entra en contacto directo.
- *Front-office.* Aplicaciones que incluyen todas las áreas de la empresa que entran en relación directa con el cliente. Analizan y reportan las interacciones con los clientes.

b) CRM colaborativo.

Herramienta informática innovadora que sintetiza y agrupa muchos de los últimos avances en tecnologías de la información y las comunicaciones (TIC). Su meta es simplificar los canales de comunicación, difunde el conocimiento a lo largo de toda la compañía, y es un punto de interacción entre el cliente y el canal en sí mismo. Se diferencia del anterior en el apartado de *front-office*, ya que se canaliza fundamentalmente por medios electrónicos, de apoyo a la pre-venta y a la venta. Y el operacional está orientado principalmente a la postventa.

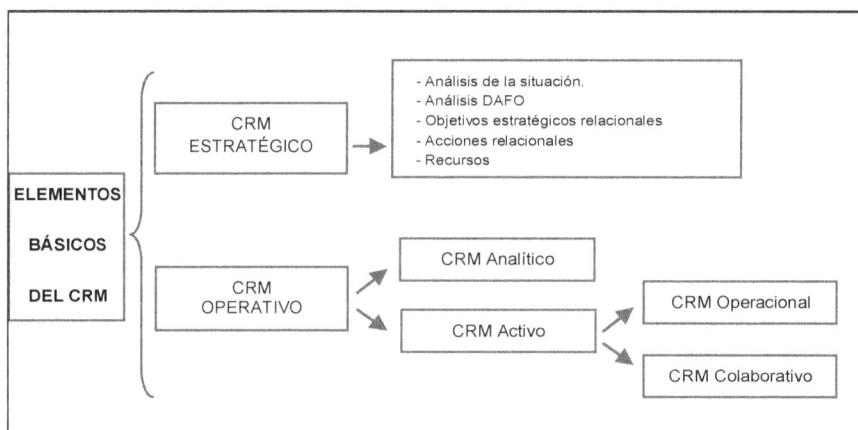

Figura 1. Elementos básicos del CRM. Fuente: Elaboración propia adaptado de Barreiro et al., (2004).

Existen otras estructuras, por ejemplo Schultz (2000) identifica dos formas de CRM: una relacionada con el servicio de comercialización, centrándose en las capacidades de la organización para fomentar la relación con el cliente, y otra relacionada con la tecnología, como los mercados de datos y consolidación de datos para tratar con la automatización de fuerza de ventas.

Así, mientras que Peppers y Rogers (1993) consideran el CRM como una estrategia de negocio, Teo, Devadoss y Pan (2006) señalan que uno de los problemas del CRM es la cantidad de diferentes significados que tiene según para qué personas y organizaciones. Además consideran que los distintos enfoques, ya sean vistos de manera tecnológica o como parte esencial del negocio deberían tener una visión más integrada, y las distintas perspectivas deberían complementarse mejor entre sí. Y recuerdan que la esencia del CRM se debe basar en la adquisición y retención de clientes, en conocerlos bien, anticiparse a sus necesidades y prestar servicios de calidad adaptados a sus características. Teo, Devadoss y Pan (2006) categorizan el CRM en tres perspectivas complementarias: la tecnología, las empresas y los clientes:

CRM desde un punto de vista tecnológico

Es la infraestructura básica con las aplicaciones necesarias para entender e interactuar con los clientes de manera eficiente. Se considera como un elemento que permite a las organizaciones fomentar relaciones más estrechas con los clientes, analizar la información del cliente y ofrecer una visión coherente del mismo. Un sistema de información integrado para proporcionar información relevante, precisa y en tiempo real a todos los empleados de la organización, de comercialización, ventas y funciones de servicio de la organización. Requiere una base de datos centralizada para almacenar toda la información relevante sobre el cliente, junto con los datos operativos dentro de la organización.

Ko, Kim, Kim y Woo (2008) señalan algunas tecnologías de CRM:

- Desarrollo de productos a través de análisis de base de datos de clientes.
- Desarrollo de productos mediante la participación de los clientes.
- Desarrollo de productos personalizados.
- Programas de recompensa para clientes.
- Servicios para clientes en tiempo real.
- Gestión de fidelización de clientes.
- Gestión de quejas de los clientes.
- Accesos sólo para miembros (página web...).
- Clasificación de los clientes basada en el gasto.
- Personalizar el servicio según las categorías de clientes.
- Capacidad para proporcionar información de productos y servicios a través de la web y otros canales de información.
- Gestión de aniversarios de clientes.
- Desarrollo de estrategias de promoción de ventas.
- Suministro de productos y servicios en un solo lugar.
- Descuentos en el precio en función de categorías de clientes.
- Localización de estrategias a través de análisis de clientes.
- ...

CRM desde una perspectiva empresarial

Se trata de las estrategias de la organización relativas a la segmentación de los clientes, comprender y predecir el comportamiento de los consumidores, comercialización, análisis de los patrones de compra de los clientes. Fundamentalmente, saber quiénes son, dónde están y lo que necesitan (Ryals y Payne, 2001). Este análisis es crucial en la toma de decisiones, respecto a la elección y diseño de estrategias más apropiadas para satisfacer a los clientes.

Además los empleados también pueden tener acceso a la información, por lo que sus interacciones serán más adecuadas y podrán tomar decisiones más apropiadas en respuesta a las necesidades de los clientes. Cabe aquí la personalización del servicio/producto o la venta cruzada, como ejemplos de métodos para aumentar la rentabilidad de los clientes, la interactuación entre organización - cliente y la situación beneficiosa para todos.

CRM desde la perspectiva del cliente

Se centra en los puntos de interacción del cliente con la organización. Estas interacciones pueden ser los centros de atención telefónica, personal de ventas de primera línea, Internet, canales de comunicación inalámbrica, correo electrónico, fax y muchos otros. Tales interacciones inculcan la lealtad, y sirven como demostraciones de la eficiencia del servicio y la amabilidad de los miembros de la organización. En casos extremos, los clientes dejan a las empresas debido al mal servicio y las malas interacciones. Estando estrechamente relacionado con la lealtad del cliente y el boca a boca como publicidad, la organización debería proporcionar una visión completa y coherente del cliente a todos los empleados, especialmente a aquellos que interactúan directamente, para ayudar a ofrecer un servicio al cliente de mayor calidad.

Por ello, entendiendo que los clientes desarrollan su lealtad y opiniones sobre la organización a través de sus interacciones, es recomendable que las organizaciones se esfuercen por investigar en este sentido, qué es lo que necesitan y desean sus clientes, y para ello una gestión eficaz de CRM será imprescindible.

Ko et al. (2008) también indican en su estudio sobre las características de la organización y adopción de CRM, las ventajas de implantar el sistema:

- Aumento de los beneficios.
- Más relaciones con los clientes.
- Más recompras.
- Información precisa del cliente.
- Lealtad de los clientes.
- Mejorar la eficiencia de la gestión de clientes efecto del boca a boca.
- Reducción del costo de adquisición de nuevos clientes.
- Mayor facilidad en el desarrollo de nuevos productos.
- Aumento de las ventas por las compras adicionales.
- Reducción del costo de marketing directo.
- Mayor fidelidad a la marca.

- Aumento de los clientes CLV (*customer lifetime value* o valor de la relación con el cliente).

Sin embargo, la realidad de hoy es que las empresas se quejan de que las implementaciones de CRM no cumplen con sus expectativas, y la tasa de fracasos en la gestión de las relaciones con los clientes están siendo cada vez más considerables (Rigby, Reichheld y Schefter, 2002; Zablah, Bellenger y Johnston, 2004). En esta línea, son muchos los investigadores que centran sus estudios sobre evaluación del desempeño de CRM, con la finalidad de encontrar soluciones para una gestión más eficaz del servicio.

LAS PRINCIPALES ÁREAS DEL CRM

De forma general podrían distinguirse las siguientes:

Atención al cliente

Es el área de la organización encargada de atender y escuchar las sugerencias, elogios o reclamaciones de los clientes. Además es quien recibe e identifica los clientes potenciales, con la finalidad de comunicar a la dirección la opinión de los mismos y promover soluciones o compensaciones en el caso de tratarse de reclamaciones.

El servicio al cliente

Es la medida de actuación para proporcionar en tiempo y lugar un producto o servicio. Abarca distintas actividades y puede ocurrir antes, durante, después de la venta, o de la actividad de la atención al cliente, refiriéndose a las visitas que realizan los clientes, así como a la atención y servicio que reciben por parte de esta área.

El servicio al cliente es clave en el desarrollo y mantenimiento de la satisfacción y fidelización del cliente.

La fuerza de ventas

No se debe olvidar que los clientes no compran sus productos o servicios, compran soluciones para sus necesidades y por lo tanto el enfoque debe ser cien por cien al usuario al que va dirigido el producto o servicio.

El éxito del proceso de ventas sigue siendo el *know-how* (poseer las habilidades técnicas necesarias que son requeridas en diferentes áreas) y el trato personal del comercial que gestiona las acciones con los potenciales clientes, identifica los interlocutores clave para la toma de decisiones y está a disposición del cliente para cualquier consulta. La automatización de la fuerza de ventas tiene como propósito facilitar las tareas cotidianas que requieren de la experiencia acumulada y reducir el tiempo de las tareas administrativas que no necesitan habilidades especiales.

En estrecha relación con las áreas anteriores, García (2001) incluye además las siguientes:

Los call center

Los centros de atención de llamadas, podrían entenderse como un elemento más de la administración del servicio y atención al cliente. Sin embargo cabe destacar que los *call center* se han vuelto indispensables para la supervivencia de muchas empresas, y se entiende que la operatividad de éstos, aplicando las nuevas tecnologías, pueden convertirse en una gran ventaja competitiva y beneficiar a la empresa mediante: mejoras en la retención del cliente, incrementar la competitividad a través de las nuevas tecnologías, aumentar los ingresos a través de técnicas como el *up selling* (estrategia que trata de maximizar la ganancia por venta y por cliente) o el *cross selling* (estrategia que tiene como objetivo maximizar las ventas de productos relacionados con promociones cruzadas), e incrementos de productividad de los agentes mediante la coordinación de los procesos de negocio.

La automatización del marketing

Difiere de las anteriores porque no incluye contacto con el cliente, enfocándose en el análisis y automatización de los procesos de marketing (herramientas, aplicaciones, sistemas...). Refleja la visión multicanal del CRM como proceso de negocio, donde cada canal de interacción con el cliente integra toda la información del mismo y es capaz de recibir y procesar el rastro de su información. Los clientes responden ante las ofertas de la forma y el canal que ellos eligen.

EL CRM EN EL CONTEXTO DE LOS SERVICIOS DEPORTIVOS Y LA IMPLANTACIÓN DEL SISTEMA EN CENTROS DE FITNESS

Como en toda entidad, el gerente de servicios deportivos dentro de su plan estratégico de empresa, debe diseñar un plan enfocado a la gestión de las relaciones con los clientes (principal activo de su organización) que permita mejorar su rendimiento y desempeño.

Desde un enfoque estratégico del CRM, el gestor necesitará información objetiva de las distintas variables que conforman su organización y considere de mayor relevancia. Entre otros indicadores se pueden señalar algunos tales como: número de clientes/usos, porcentaje de bajas/altas, tiempo de permanencia/espera, ingresos globales/actividades, etc. e incluso otras más subjetivas como el estilo de vida, motivaciones, actitudes, preferencias o el grado de satisfacción del usuario... Todo ello hace imprescindible que sus responsables cuenten con herramientas válidas, fiables y de fácil aplicación que permitan medir y caracterizar quienes son los usuarios y potenciales consumidores de servicios deportivos, cuáles son sus necesidades y demandas particulares. La segmentación de mercados, como ya se indicaba en apartados anteriores, será parte fundamental del CRM estratégico y clave en la gestión del marketing actual, no resultando novedosa su importancia en el ámbito deportivo (Kim y Kim, 1998; Luna-Arocas y Mundina, 1998; Rial, Alonso, Rial, Picón y Varela 2009; Serrano, Rial, García y Gambau, 2011). Recordando que todo este proceso de análisis y evaluación *ad hoc* debe integrarse y organizarse dentro de un plan estratégico bien diseñado, con objetivos bien definidos para que resulte exitoso.

Destacar también la particularidad de la interacción propia de la prestación de servicios, y concretamente en el sector de los centros de fitness, producidas entre el usuario y/o potencial usuario, por ejemplo: al contactar con la instalación a través de las distintas vías (en persona, por teléfono, correo, email, redes sociales...), al ser atendido por el personal de la instalación desde el recepcionista, comercial, coordinador, etc. pasando por los técnicos de las distintas actividades y la interactuación propia del servicio (cuya producción se realiza simultáneamente al consumo, reclamando la participación del consumidor/ usuario). En este sentido la valoración positiva de la calidad del servicio percibido por parte del usuario resulta indispensable para la satisfacción y fidelización del usuario.

Desde la perspectiva tecnológica, la innovación de programas informáticos, inteligencia artificial aplicada al deporte y las nuevas estrategias de gestión igualmente están presentes en la industria del fitness. Desde la amplia implantación de sistemas de gestión de usuarios y control de accesos, hasta los modernos sistemas de acceso por huella digital o proximidad, por ejemplo.

Sin embargo, aunque a día de hoy los sistemas de gestión de CRM están implantados en un reducido segmento de centros del sector, que apuestan por un sistema de marketing basado en la estrategia relacional. Se observa un incremento constante y una mayor demanda de este tipo de gestión, dejando latente los beneficios del uso del mismo. Estos beneficios del CRM (Hughes, 2002), aplicado al ámbito de los centros deportivos y de fitness, se podrían resumir en tres áreas:

Beneficios en marketing

Desarrollando unas reglas de comportamiento de los clientes/usuarios que mejoran el servicio que se les ofrece. Ayudando a la personalización. Reduciendo los costes de marketing al poder desarrollar campañas efectivas, y aumentando la eficiencia de las campañas obteniendo mayor porcentaje de respuestas.

Beneficios en ventas

Incrementando los ingresos con información de ventas y clientes en tiempo real, mejorando la eficacia de las ventas e incrementándolas, y aumentando la potencia comercial mediante la integración de múltiples canales de venta.

Beneficios en el servicio

Aumentando la satisfacción y fidelización del usuario, la eficacia de la prestación del servicio al contar con una información completa, homogénea y una interacción multicanal. Y maximizando los márgenes mediante un empleo eficaz de los recursos disponibles.

Además el CRM creará valor en los clientes y por consiguiente en la propia empresa, mediante un sistema de gestión flexible a nivel organizativo, que ayuda y mejora la toma de decisiones, y vinculado a la satisfacción del usuario.

De este modo, la implantación del CRM en nuestra entidad se realizará mediante un cambio de estrategia de negocio centrado en el cliente, realizando un cambio estratégico profundo, y no solamente un cambio parcial como un sistema de información, una subcontratación o un servicio de *call center*..., si no creyendo verdaderamente en el proyecto e implicándose todos los miembros de la organización, desde la recepción, los técnicos, etc., cumpliendo cada uno sus funciones, reportando un continuo *feedback* y siendo supervisados por profesionales que asesoren los procesos para la mejora continua.

En la siguiente figura 2 a modo de ejemplo se representa un diagrama de cómo podría llevarse a cabo la implantación de CRM en centros de fitness y servicios deportivos aplicando los procesos de iniciación, planificación, ejecución, seguimiento y control, y cierre de la guía de los fundamentos de Dirección Integrada de Proyectos, cuya metodología utilizada es por *Project Management Institute* (2008).

De esta forma, se recomienda que a la hora de implantar un CRM en centros deportivos se realice a partir de una cuidadosa planificación, y a partir de un protocolo que sea favorable para la organización y la relación con los clientes. Por todo se podría sugerir, una primera fase de inicio donde se recopila información, se analiza y diagnostica a partir de herramientas de medición válidas y fiables; una segunda fase donde atendiendo a los resultados se establecen objetivos, se planifica y desarrolla el plan de CRM, incluyendo: gestión de costes, tiempo, calidad, riesgos, adquisiciones..., se estructura la línea base, las EDT (Estructuras de Desglose del Trabajo), se describen las funciones, etc. A partir de aquí, se selecciona la tecnología y aplicaciones informáticas más adecuadas, en función de la misión de la organización y los objetivos a conseguir. Una vez desarrollado y formalizado el plan general de CRM se llevaría a la práctica, cuya ejecución implicaría entre otros, la formación específica de los miembros de la organización, la implantación y la actuación del protocolo. Finalmente se podrán cerrar los distintos proyectos, fases, programas y/o actividades relacionadas con la gestión de clientes. Estas pueden dar lugar a aceptaciones de productos o servicios, lecciones aprendidas, actualizaciones, etc., que pueden archivarse, o de forma cíclica volver a ser la entrada de otro proceso según el ciclo de vida (García y Serrano, 2009). Con respecto a los procesos de seguimiento y control, estarán presentes en todas las fases a través de: mediciones, reuniones, balances, informes, control del cronograma, *feedback*...

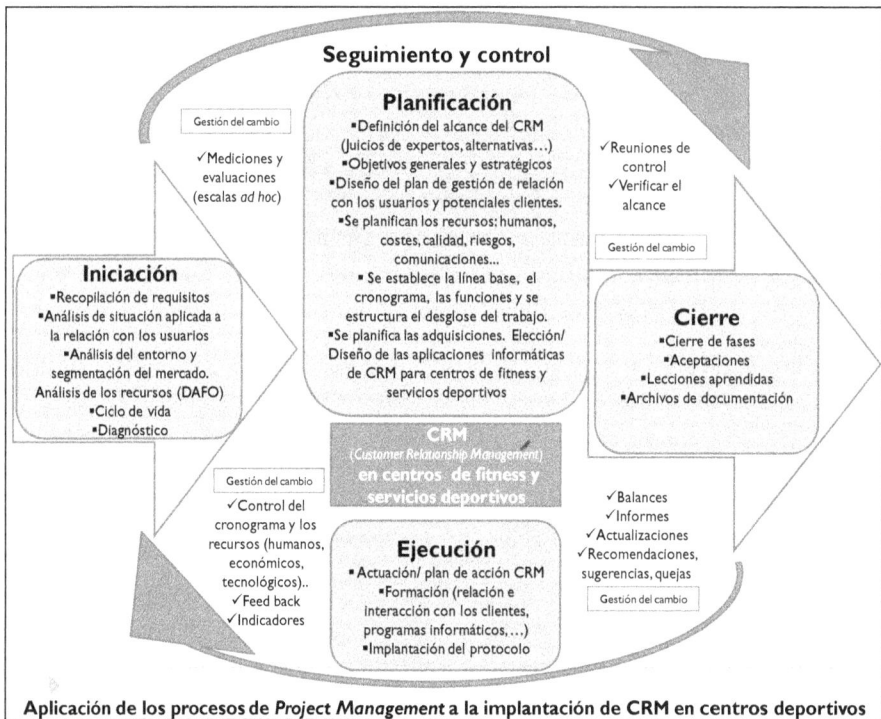

Figura. 2. Aplicación de los procesos de Project Management (Project Management Institute, 2008) a la implantación de CRM (Customer Relationship Management) en centros de fitness y servicios deportivos. Fuente: Elaboración propia.

Para finalizar este apartado, resaltar la importancia del factor humano como elemento esencial para un correcto funcionamiento del sistema CRM, tanto desde el punto de vista del cliente externo como del interno, así como el factor analítico y el tecnológico. Para este último, se ofrece a continuación varias soluciones de éxito que permiten a las entidades tener autonomía, con aplicaciones informáticas de CRM para centros de fitness, fáciles y duraderas.

APLICACIONES DE CRM. SOLUCIONES DE ÉXITO

En la industria de la gestión de instalaciones deportivas y centros de fitness se pueden encontrar diversas propuestas de herramientas informáticas de CRM. En este caso se presentan tres soluciones de éxito que por su desarrollo e innovación resultan interesantes y pueden permitir alcanzar los objetivos propuestos por el CRM. Señalando una vez más, la conveniencia de estar integradas dentro de un proyecto de implantación bien definido.

Contact Manager

Desarrollada por la empresa *Technogym the Wellness Company*, permite un control e interacción directa y constante con el cliente por parte del personal, siguiendo un patrón de trabajo estratégico tanto en los servicios como con los dispositivos que se utilizan. Para una mejor gestión y medición, se utiliza un indicador denominado *IRA (Índice de Riesgo de Abandono)*. Este indicador numérico nos permite valorar algunos parámetros considerados como la causa por la que los clientes abandonan los centros deportivos: Frecuencia semanal de visitas al club (mediante datos relativos al uso de *Wellness System o softwares* de terceros compatibles); Edad del cliente y antigüedad de la inscripción; Índice de mejora (a partir de su entrenamiento muestra si las prestaciones del cliente mejoran o no); Trabajo medio de entrenamiento. Esta herramienta (figura 3) permite conocer todos los datos del usuario, así como su evolución en el centro y su índice IRA.

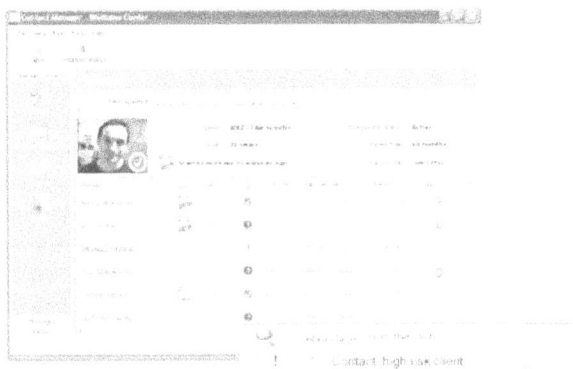

Figura 3. Contact Manager. Riesgo de abandono. Fuente: http://www.technogym.com

Mediante el análisis y las mediciones de los datos se puede saber el riesgo de abandono del usuario permitiendo actuar de forma proactiva. Estas actuaciones serán en base a los perfiles de los clientes y mediante el desarrollo de tareas a realizar por el personal del centro.

La empresa también presenta el *Wellness System Dashboard* (figura 4), es un panel en formato *online* que permitirá observar de forma rápida y global el estado del centro, conociendo el estado de la organización a través de los índices consultados, y observando las tendencias que más preocupan, como las visitas de clientes activos, índice de retención, riesgo de abandono, alta y bajas, etc.

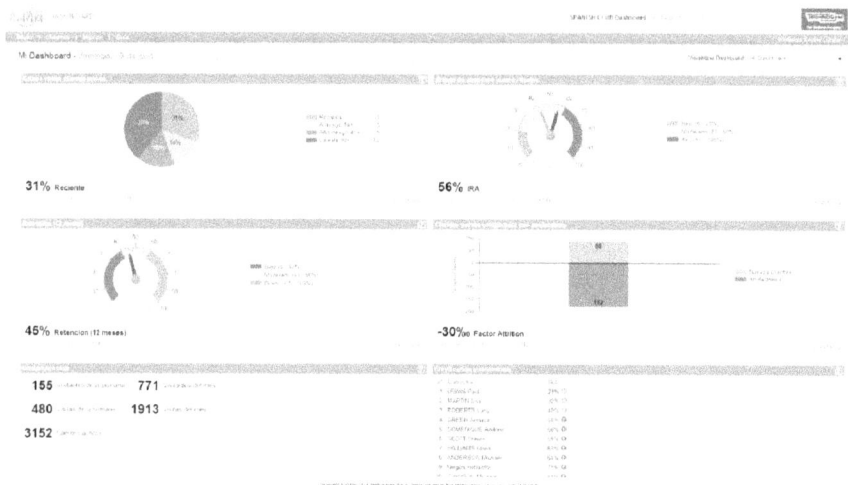

Figura 4. Wellness System Dashboard. Fuente: http://www.technogym.com

DeporCRM

Pertenece al grupo *DeporWin*, desarrollado por la empresa *T-Innova ingeniería aplicada*. Esta herramienta se orienta hacia la captación y fidelización de clientes, permitiendo gestionar equipos comerciales y desarrollar estrategias de CRM con objetivos de marketing y ventas (figura 5).

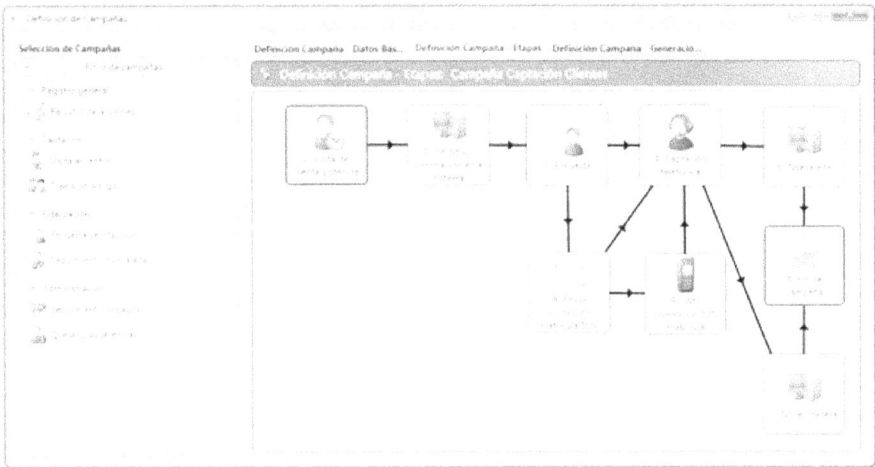

Figura 5. DeporCRM. Ejemplo de campaña. Fuente: http://www.t-innova.com

T-Innova explica que el funcionamiento de DeporCRM será por medio de campañas, las cuales se estructuran en etapas encadenadas con diversos indicadores y tareas en cada una de ellas, que ayudarán a finalizarlas de forma exitosa y permitiendo desarrollar campañas de: Captación (seguimiento de potenciales clientes a través de envío de e-mail, SMS; llamadas de seguimiento, etc.). Fidelización (activan a nuevos clientes enviando e-mails de bienvenida, de seguimiento, encuestas de satisfacción, etc.). Encuestas (campañas continuas con encuestas de satisfacción por correo electrónico a determinados segmentos de clientes). Seguimiento de impagos (pagos pendientes y recibos devueltos). Ventas cruzadas (permiten generar ingresos por ventas de productos o servicios a clientes actuales. Envío de e-mail informativo, llamada de seguimiento). A partir de las campañas, se pueden generar oportunidades, ya sea a clientes internos como externos, y permite generar segmentos potenciales donde centrar esfuerzos. Estas nuevas oportunidades serán gestionadas por un comercial o equipo responsable (figuras 6 y 7).

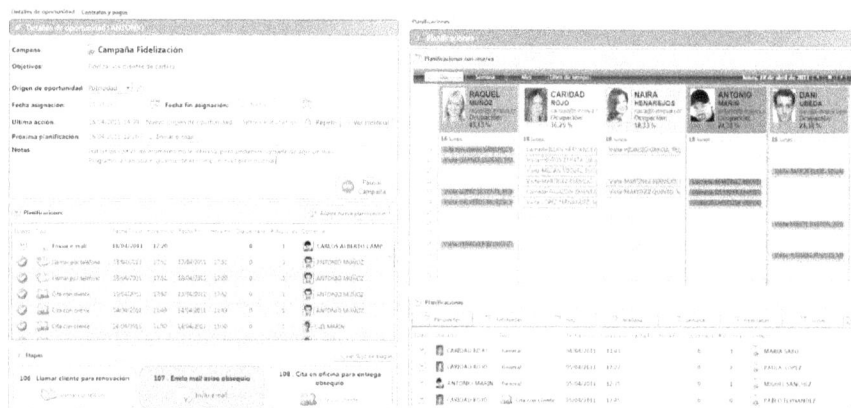

Figuras 6 y 7. DeporCRM. Oportunidad y Planificación. Fuente: http://www.t-innova.com

Por otro lado, para cada tarea se registrarán las acciones realizadas (cada llamada, visita, envío de información, etc.). Incluso una acción se puede registrar de forma independiente a una campaña, por ejemplo, si un cliente pide información de un determinado servicio, se registrará esta acción en su ficha.

El registro de acciones es uno de los pilares del motor CRM ya que nos permite documentar toda la interacción con las oportunidades (documentación necesaria para que los comerciales puedan hacer su labor), modificar características de la oportunidad y generar nuevas oportunidades. Se asignarán las tareas al equipo comercial y aquellas personas responsables de su realización.

Finalmente, la aplicación permite valorar los resultados de las campañas realizadas a partir del coste global y el coste marginal de cada tarea, donde se podrá obtener fácilmente el índice de retorno de la inversión (ROI) ya que el sistema vinculará las inscripciones/ventas realizadas a la oportunidad que las ha generado. Esto permitirá análisis cruzados por campañas y por comerciales (ratio de conversiones, ingresos por campaña, ocupación de los comerciales, etc.).

Airfit

Desarrollado por *TSCompany Inteligencia artificial aplicada al deporte*, cuenta con la participación en su desarrollo de diversas universidades españolas relacionadas con la actividad física. Su principal innovación es que incorpora el sistema de inteligencia artificial en su aplicación. Tiene como objetivo principal la fidelización de los usuarios en las instalaciones deportivas y de fitness. Su aplicación gira en torno a la gestión, análisis y planificación de la actividad física que realiza el usuario y mediante los datos obtenidos, establecer políticas que aumente la rentabilidad del centro. La gran aportación es que este sistema de CRM trabaja directamente sobre el servicio que presta el entorno deportivo y de fitness, también podría llamarse *CRM de Servicio Relacional*. El mismo permite generar programas de actividad física saludables, flexibles y personalizados, analizando a cada individuo. Incluso, el usuario puede acceder a toda su información (programación, evolución, mensajería, etc.) desde diferentes dispositivos como pantalla táctil o teléfono móvil.

El proceso de gestión, según *TSCompany*, se basa en 3 fases:

Fase 1. Entrevista. Donde se analiza al individuo y se detectan sus necesidades específicas. Se puede realizar en la instalación o a través de la red o móvil.

Fase 2. Programas personalizados de A.F. Estos pueden ser mediante programas personalizados, plantillas configuradas o generadas de forma automática (figura 8).

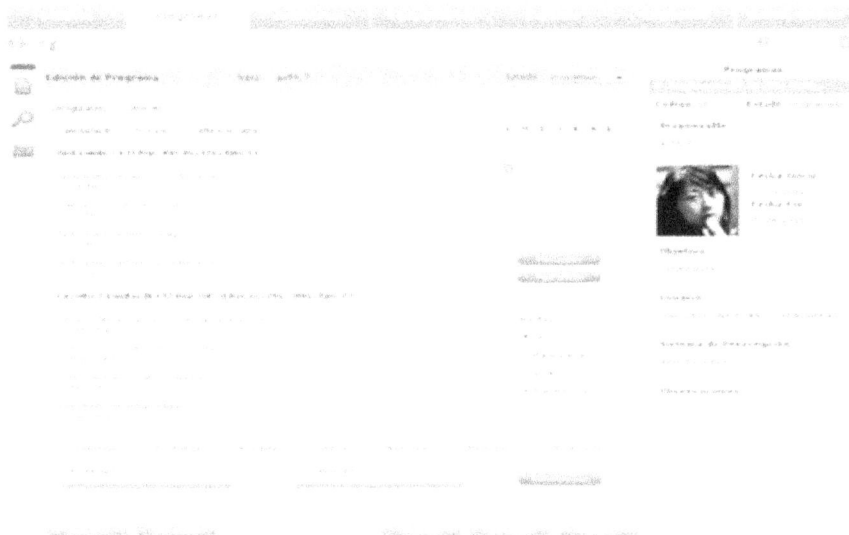

Figura 8. Airfit. Programación. Fuente: http://www.tscompany.es ; http://www.airfit.es

Fase 3. Consulta. Una vez dispuestos los programas se pueden realizar consultas, actualizaciones o seguimientos a través de las diversas vías de comunicación que dispone la aplicación (figura 9).

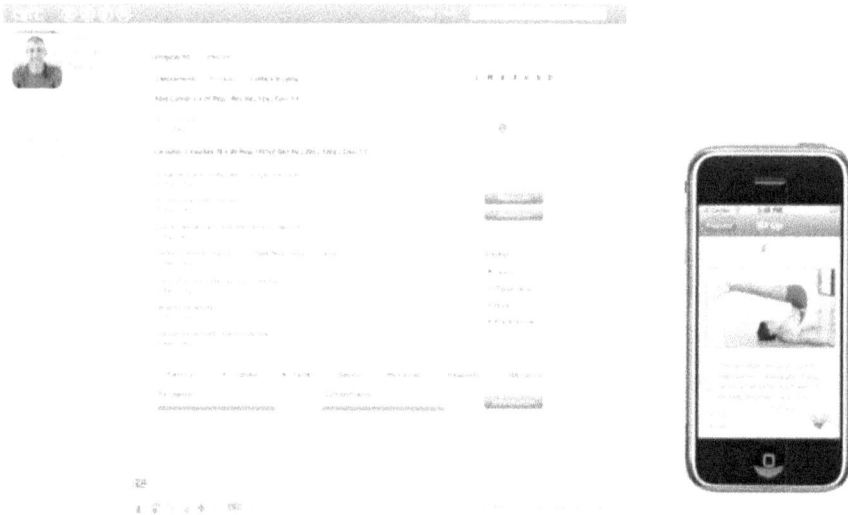

Figura 9. Airfit. Consulta. Fuente: http://www.tscompany.es ; http://www.airfit.es

Las aplicaciones que se han presentado son algunos ejemplos actuales de CRM para servicios deportivos en centros de fitness. Pero del mismo modo, existen otras versiones en el mercado que pueden ser de interés y que evidencian la importancia de la implantación y uso del sistema de gestión CRM en el contexto de los servicios deportivos.

En definitiva, tal y como se ha explicado en este capítulo, la adecuada planificación estratégica y operativa del CRM, con el fin de ser más eficaces y eficientes en los servicios prestados por la organización, va a permitir conseguir aumentar los beneficios netos, las tasas de penetración en los segmentos actuales, las tasas de retención de clientes de la empresa, aumentar la eficiencia de las acciones de marketing y la satisfacción de los clientes/usuarios de los servicios deportivos en centros de fitness.

BIBLIOGRAFÍA

- Berry, L. L. (1995). Relationship marketing of services: growing interest, emerging perspectives. *Journal of the Academy of Marketing Sciense, 23*(4), 236-245.

- Barreiro, J.M., Barreiro, B., Díez, J., Losada, F. y Ruzo, E. (2004). *Rentabilice su gestión gracias al CRM*. A Coruña: Netbiblo.
- Bordonaba, M. V. y Garrido, A. (2001) Marketing de relaciones, ¿un nuevo paradigma? *Revista de relaciones laborales y ciencias del trabajo (Universitat Jaume I, Facultad de Humanidades), 9*(9), 25-44.
- Chiesa de Negri, C. (2009): CRM. *Las cinco pirámides del Marketing Relacional*. Barcelona: Ediciones Deusto.
- Cram, T. (2003). *Los clientes que cuentan. Nuevos retos en la atención al cliente* Madrid: Prentice Hall.
- García, I. (2001). *CRM. Gestión de la relación con los clientes*. Madrid: FC Editorial.
- García, O. y Serrano, V. (2009). *Ciclo de vida del proyecto: del proyecto al producto*. A Coruña: Monografías DIP Universidad de A Coruña; 2(1)
- Greenberg, P. (2003). *Las claves de CRM. Gestión de relaciones con los clientes*. Madrid: McGraw-Hill.
- Grönroos, C. (1996). Relationship Marketing: strategic and tactical implications. *Management Decision, 32*(2), 4-20.
- Hughes, A. (2002). Cómo implantar con éxito una estrategia CRM. Qualitas Hispania. Extraído el 1 de junio de 2011 desde http://cdiserver.mbasil.edu.pe/mbapage/BoletinesElectronicos/Administracion/comoimplantarCRM.pdf
- Kim, C. y Kim, S. (1998). Segmentation of sport center members in Seoul based on attitudes toward service quality. *Journal of Sport Management, 12*, 273-287.
- Ko, E., Kim, SH., Kim, M. y Woo, JY. (2008). Organizational characteristics and the CRM adoption process. *Journal of Business Research 61*, 65–74.
- Luna-Arocas, R. y Mundina, J. (1998). El marketing estratégico del deporte: satisfacción, motivación y expectativas. *Revista de Psicología del Deporte, 13*,169-174.
- Reinares, P.J. y Ponzoa, J. M. (2002). *Marketing relacional. Un nuevo enfoque para la seducción y fidelización del cliente*. Madrid: Pearson Educación
- Rial, A., Alonso, D., Rial, J., Picón, E. y Varela, J. (2009). Un intento de segmentación integral de los usuarios de centros deportivos. *Apunts, 95*, 82-91.
- Rigby, D. K., Reichheld, F. F. y Schefter, P. (2002). Avoid the four perils of CRM. *Harvard Business Review, 80*(2), 101–109.
- Ryals, L. y Payne, A. (2001). Customer relationship management in financial services: towards information enabled relationship marketing. *Journal of Strategic Marketing, 9*(1), 4–27.
- Project Management Institute (2008). *Guía de los fundamentos para la dirección de proyectos (Guía del PMBOK - 4ª edición)*. Pennsylvania: PMI.
- Peppers, D. y Rogers, M. (1993). *The one to one future: Building relationships one customer at a time*. New York: Doubleday (Currency Books).
- Schultz, D.E. (2000). Learn to differentiate CRM's two faces. *Marketing News 34*(24) ,11.

- Serrano, V., Rial, A., García, O., y Gambau, V. (2011). El perfil del usuario en clubes de golf sociales mixtos con campos de 9 hoyos en Galicia: un intento de segmentación desde la perspectiva de género. *Cuadernos de Psicología del Deporte ,11*(2 supl.), 131-138
- Technogym the Wellness Company. Products: Sofware & Hardware (n.d.). Extraído el 1 de junio de 2011 desde http://www.technogym.com.
- Teo, T.S.H., Devadoss P. y Pan, S. L. (2006). Towards a holistic perspective of customer relationship management (CRM) implementation: A case study of the Housing and Development Board, Singapore. *Decision Support Systems 42,* 1613–1627.
- T-Innova Ingeniería aplicada (n.d.). Soluciones Software. Gestión de clientes y CRM. Extraído el 1 de junio de 2011 desde http://www.t-innova.com
- TSCompany. Inteligencia artificial aplicada al deporte. Airfit. (n.d.). Extraído el 1 de junio de 2011 desde http://www.tscompany.es/; http://www.airfit.es/
- Zablah, A. R., Bellenger, D. N. y Johnston, W. J. (2004). An evaluation of divergent perspectives on customer relationship management: Towards a common understanding of an emerging phenomenon. *Industrial Marketing Management, 33*(6), 475–489.

Módulo III

APLICACIÓN DE LAS FUNCIONES Y TAREAS DE LOS DIRIGENTES EN CENTROS DE FITNESS

'

Capítulo 9

LAS COMPETENCIAS Y TAREAS DE UN DIRECTOR EN UN CENTRO DE FITNESS

Vicente Gambau i Pinasa

CONCEPTO Y CLASIFICACIÓN DE LA DIRECCIÓN EN EL DEPORTE

Los directores de centros deportivos de éxito utilizan sus habilidades con la idea de alcanzar los objetivos y estrategias de negocio adaptando su estilo de dirección a las necesidades de cada situación.

En el sector deportivo existe diferente terminología para definir al profesional que se responsabiliza de dirigir y coordinar eficazmente los recursos humanos, materiales, financieros y temporales dentro de un grupo, de modo que se alcancen los objetivos de la organización y de los miembros que la componen (Soucie, 2002).

A pesar de la utilización indiscriminada de términos: director, gerente, gestor deportivo, coordinador, administrador (traducción latina del término *management*), etc. el Real Decreto 1591/2010, de 26 de noviembre, por el que se aprueba la Clasificación Nacional de Ocupaciones 2011 clasifica en el grupo 1 a los directores y gerentes y formaliza las siguientes categorías:

1	DIRECTORES Y GERENTES.
A	Directores y gerentes.
11	Miembros del poder ejecutivo y de los cuerpos legislativos; directivos de la Administración Pública y organizaciones de interés social; directores ejecutivos.
12	Directores de departamentos administrativos y comerciales.
13	Directores de producción y operaciones.
14	Directores y gerentes de empresas de alojamiento, restauración y comercio.
15	Directores y gerentes de otras empresas de servicios no clasificados bajo otros epígrafes.

Desglosando esta última categoría 15, se identifica con el código 1501 la ocupación de **Directores y gerentes de empresas de actividades recreativas, culturales y deportivas**, categoría que correspondería a los Directores de centros de Fitness.

No obstante, esta clasificación puede acarrear problemas en las entidades donde la dirección está estructurada en departamentos y desempeñan una actividad económica concreta como el deporte. Imaginémonos el responsable de operaciones de una empresa de gestión de instalaciones de titularidad pública ¿no podría encuadrarse tanto en la categoría 13 como en la 15?

Para ubicar correctamente al director de centros de fitness, debe quedar muy clara la diferenciación de los tres niveles de dirección dentro de una organización deportiva (figura 1):

1. La dirección interactiva desarrollada por los prestadores directos del servicio deportivo.

2. La dirección interna que se responsabiliza del personal de la organización, y supervisar el trabajo del personal que presta los servicios.

3. La dirección externa, que tiene funciones de dirigir correctamente la entidad orientándola hacia la satisfacción de los clientes externos e internos.

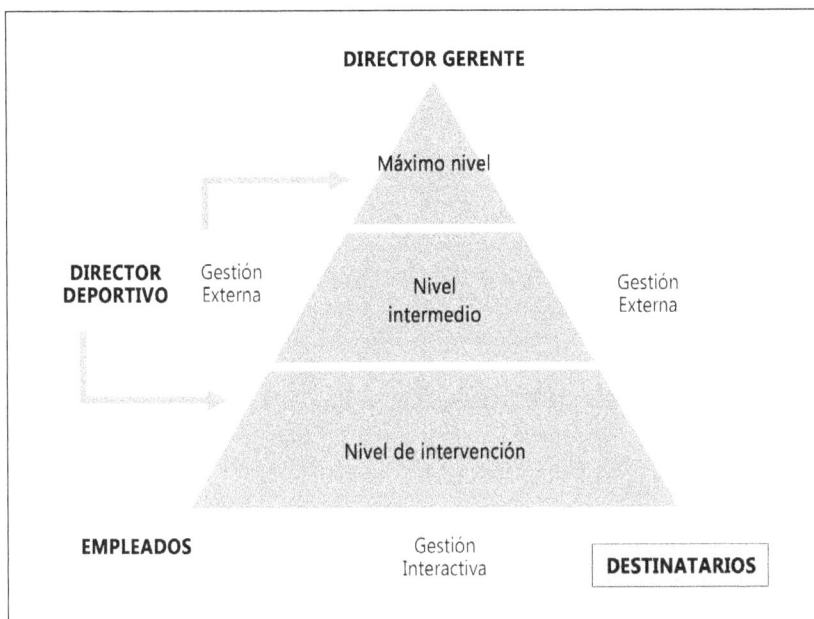

Figura 1. Niveles en las profesiones del Deporte.

La dirección deportiva ha sido tradicionalmente entendida desde dos vertientes diferenciadas: una vertiente que entiende que la dirección de los servicios deportivos debe ser propia de los profesionales del deporte, y otra vertiente, interpretada desde el ámbito empresarial, que considera que el cuerpo de conocimientos económicos y financieros puede adaptarse a todos los sectores.

Una reivindicación histórica del colectivo profesional es la de reservar la actividad de dirección deportiva a titulados universitarios de Ciencias de la Actividad Física y del Deporte. No obstante, mediante la Ley 3/2008, de 23 de abril, del ejercicio de las profesiones del deporte en Cataluña, se regula la profesión titulada del director deportivo[1] y no se regula la de director gerente, que queda bajo el principio de libre competencia.

---

1 Según esta ley, la profesión de director o directora deportivo permite ejercer el conjunto de actividades profesionales relacionadas con la promoción, la dirección, la gestión, la programación, la planificación, la coordinación, el control y la supervisión, y funciones análogas, en centros, servicios y establecimientos deportivos, tanto de titularidad pública como privada, aplicando los conocimientos y las técnicas propios de las ciencias del deporte. Dicha actividad, que también puede incorporar en algunos casos funciones instrumentales de gestión, no requiere la presencia física del director o directora deportivo en el ejercicio de las actividades deportivas.

Es decir, esta disposición justifica que para el acceso y ejercicio de la actividad profesional del director deportivo se requiere un título académico vinculado a las Ciencias del Deporte, básicamente por la necesidad de garantizar que todo el personal técnico ofrezca una práctica deportiva de calidad, sana y segura. Para desempeñar la de director gerente en un centro de fitness no es necesario ser experto en Actividad Física y Deporte si se cuenta como responsable técnico con un director deportivo titulado.

Para la EASM[2], el Director del centro de fitness es la persona que genera prácticas deportivas utilizando un conocimiento específico de las organizaciones deportivas a través de una estrategia, un proceso y un control de las actividades.

RESPONSABILIDAD DEL DIRECTOR DEL CENTRO DE FITNESS

El director es el responsable de alcanzar los objetivos de la entidad deportiva con un eficiente y eficaz uso de los recursos. Las entidades deportivas deben buscar el éxito en sus tres vertientes: la rentabilidad deportiva, la económica y la social.

A pesar de los múltiples elementos existentes en una organización deportiva, es básico identificar que el cometido y función esencial en la dirección deportiva consiste en la consecución de los objetivos deportivos, sociales y económicos.

Existen dos conceptos inherentes a la calidad de la dirección: la EFICACIA y la EFICIENCIA.

Ser eficaz significa ejercer las funciones directivas de forma correcta y adecuada para alcanzar los objetivos, siguiendo las estrategias y comprobando en qué grado se han alcanzado, y ser eficiente representa conseguir los objetivos optimizando los recursos organizativos y personales.

La optimización de los recursos organizativos incluye los espacios, los recursos materiales, estructurales, tecnológicos, económicos, comunicacionales, informativos, etc., mientras que la optimización del personal implica la creación de un conveniente clima de trabajo y una adecuación de las características y competencias de cada persona al logro de los objetivos (figura 2).

---

2 EASM - European Association for Sport Management Cualquier organización permanente o temporal que desarrolle actividades relacionadas con el deporte o que de ellas dependa para su proceso de producción o supervivencia.

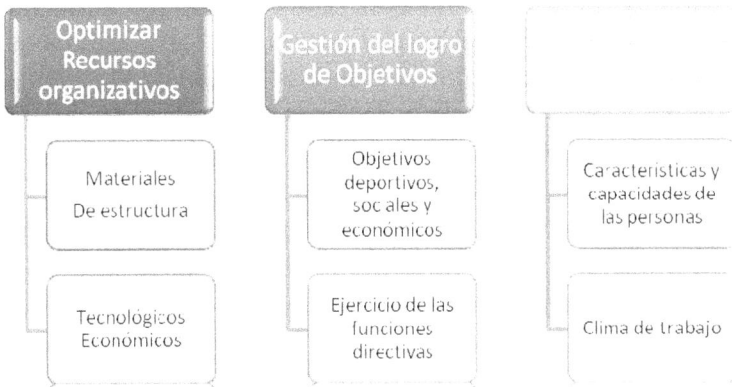

Figura 2. Optimización de recursos.

LAS COMPETENCIAS DEL DIRECTOR DEL CENTRO DE FITNESS

Concepto de competencia

Se entiende por competencia la *"característica subyacente en una persona, que está causalmente relacionada con una actuación exitosa en un puesto de trabajo y en una organización concreta"* (Boyatzis, 1982).

En el informe de la Familia profesional de Actividades Físicas y Deportivas realizado por el Instituto Nacional de las Cualificaciones y el Consejo Superior de Deportes (2008), definen la competencia profesional como *"el conjunto de conocimientos y capacidades que permiten el ejercicio de la actividad profesional conforme a las exigencias de la producción y el empleo"*.

Las competencias están integradas por un conjunto de componentes (figura 3):

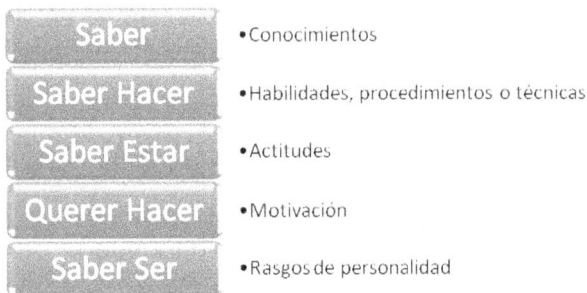

Figura 3. Componentes de las competencias.

Diferentes autores entienden que los recursos e instrumentos (*poder hacer*) conformaría el sexto componente, pero al tratarse de un elemento que depende más de la organización que de la persona, existe un consenso mayoritario para destacar tan sólo las 5 anteriores competencias.

El conocimiento y las habilidades son características fundamentales que se reflejan en comportamientos fácilmente identificables, que pueden ser medidos, y que son más viables de desarrollar. Los rasgos de personalidad, las actitudes y las motivaciones son aspectos más ocultos, que configuran el núcleo central de la personalidad, y que son más difíciles de evaluar y de desarrollar. No obstante, estos últimos son mejores predictores a la hora de seleccionar un buen profesional.

Las competencias genéricas de los gestores

Diferentes autores han estudiado las teorías de la administración y la dirección, tradición iniciada por Frederick Taylor (1903) y Henry Fayol (1925), y seguidas por Elton Mayo (1932), Abrahan Maslow (1943), Herbert A. Simon (1947), Douglas M. McGregor (1960), Henry Mintzberg (1973), etc. No obstante, entre los autores que han listado las competencias de los dirigentes destacan Levy – Leboyer (1996), Ansorena Cao (1996), Woodruffe (1993), Barnhart (1996), Boyatzis (1981), y Spencer & Spencer (1993).

En el estudio del trabajo directivo se han utilizado niveles de análisis muy distintos, las más utilizadas son las técnicas orientadas hacia el trabajador y las técnicas orientadas hacia el puesto (Ash, 1988). Las técnicas orientadas al trabajador, se centran en los requisitos que los trabajadores deben cumplir para desarrollar su puesto de forma adecuada, como las habilidades y conocimientos necesarios. Las técnicas orientadas a la tarea o al puesto, por el contrario, se centran en las actividades y tareas precisas desempeñadas por los ocupantes del puesto y pretenden analizar lo que el trabajador realiza en su puesto de trabajo.

Los trabajos del canadiense Henry Mintzberg a finales de la década de los años 60, definieron los diez roles que necesariamente y simultáneamente o en distintos momentos deben desempeñar las personas que están a cargo de cualquiera organización y que se describen resumidamente a continuación:

Rol Interpersonal

REPRESENTANTE:	LÍDER:	RELACIONAL:
representa oficialmente a la organización en todos los asuntos formales.	define y crea el clima de buenas relaciones entre los miembros de la organización.	debe interactuar con personas y organizaciones externas para crear convenientes redes de apoyo.

Rol de Información

MONITOR:	DIFUSOR:	PORTAVOZ:
busca información para tomar las mejores condiciones.	difunde la información relevante para las actividades de la organización.	da a conocer la opinión oficial de la institución frente a los temas que le competen.

Rol Decisional

EMPRENDEDOR:	MEDIDOR DE CONFLICTOS:	ASIGNADOR DE RECURSOS:	NEGOCIADOR:
trata de mejorar su unidad, desarrolla e implanta proyectos.	resuelve conflictos.	decide como y a qué se asignarán los recursos de la organización.	representa los intereses de la organización en las negociaciones.

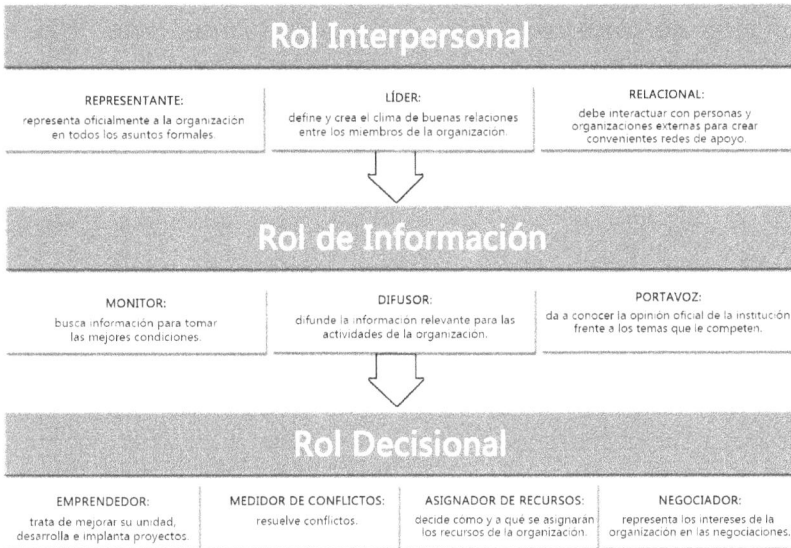

Figura 4. Roles de los responsables de la organización.

En 1980, mediante una encuesta Gallup, realizada y dirigida por el *Wall Street Journal,* se analizaron los rasgos más importantes para tener éxito como director de una gran empresa. Las tres características más importantes mencionadas son la integridad, el esfuerzo y la habilidad para tratar con la gente. Otros rasgos de los buenos dirigentes incluían el conocimiento del negocio, la inteligencia, la capacidad de liderazgo, educación, buen juicio, habilidad comunicativa, flexibilidad, y destreza para planificar y establecer objetivos.

De acuerdo con este estudio, los malos dirigentes fallan por tener un punto de vista limitado, son incapaces de entender y trabajar con equipos, son indecisos, no tienen iniciativa, no asumen la responsabilidad y les falta integridad. También son reacios al cambio, no piensan con independencia, no consiguen solventar problemas y tienen un deseo demasiado fuerte a ser populares que les impide tomar decisiones claras y definitivas.

En 1981, Richard Boyatzis analizó las competencias de los gestores y halló un conjunto de competencias que consideraba que sirven para distinguir a los gestores excelentes. Se trata de las competencias genéricas y diseñó un instrumento para su medición mediante indicadores.

En su trabajo de 1993, Lyle Spencer y Signe Spencer (citados por Diputación de Barcelona, 1999), sintetizaron los resultados obtenidos por las investigaciones en el diccionario de competencias. En la actualidad estos autores están reconocidos como unos de los principales exponentes en materia de competencias.

A partir de sus observaciones, se puede deducir que existen 21 competencias básicas, ordenadas en cinco agrupaciones o *clusters*, que permiten explicar entre el 80 y el 98 % de los comportamientos observados en cada modelo de competencia (tabla 1):

Tabla 1. Clusters de las competencias.

CLÚSTER	COMPETENCIA	OTRAS DEFINICIONES
ACCIÓN Y OBTENCIÓN DE RESULTADOS	Orientación a los resultados	*Orientación a los resultados, orientación a la eficiencia, interés por los estándares, centrado en la mejora, emprendedores, optimizar el uso de los recursos*
	Preocupación por el orden, la calidad y la precisión	*Control, interesado en la claridad, decidido a reducir la incertidumbre*
	Iniciativa	*Orientación a la acción, ser decidido, orientación al futuro estratégico, aprovechar las oportunidades, proactividad*
	Búsqueda de información	*Definición de problemas, centrado en la diagnosis, sensibilidad respecto a los clientes*
AYUDA Y SERVICIO A LAS PERSONAS	Comprensión interpersonal	*Empatía, escuchar, sensibilidad respecto a los demás, acoger los sentimientos de los demás, diagnosticar la comprensión*
	Orientación al cliente	*Orientación a la ayuda y al servicio, centrarse en las necesidades de los clientes, asociarse con los clientes, centrado en el cliente, atender la satisfacción del cliente*
IMPACTO E INFLUENCIA	Impacto e influencia	*Influencia estratégica, gestión de las impresiones, presentador, persuasión, influencia colaborativa*
	Conciencia de organización	*Desarrollar la organización, desarrollar a los demás. Tener conciencia de los clientes de la organización, uso de la cadena de mando, astucia política*

CLÚSTER	COMPETENCIA	OTRAS DEFINICIONES
	Construir Relaciones	*Red, uso de los recursos, desarrollo de contactos, contactos personales, orientación a las relaciones con los clientes, habilidad para hacer informes*
GESTIÓN	Desarrollo de las personas	*Enseñar y formar, asegurar el desarrollo de los subordinados, coaching, refuerzos positivos, apoyar*
	Actitud de dirección ser asertivo y uso del poder posicional	*Ser decidido, uso del poder, uso de influencia agresiva, asumir el mando, enfocado a los estándares de calidad, control y disciplina*
	Trabajo en equipo y cooperación	*Gestión del grupo, dinamizador, resolución de conflictos, gestor de clima, motivación de los demás*
	Liderazgo del equipo	*Tener el mando, encargarse, visión, gestión del grupo y motivación, construcción del sentido del grupo, orientación hacia los subordinados*
COGNITIVO	Pensamiento analítico	*Pensar por sí mismo, inteligencia práctica, análisis de problemas, razonamiento, planificación*
	Pensamiento conceptual	*Uso de conceptos, reconocimiento de formas, pensamiento crítico, definición de problemas, habilidad para generar teorías*
	Experiencia técnica, profesional y de gestión	*Conciencia de legalidad, conocimiento de productos, expert-helper images, diagnosticar habilidades, compromiso para aprender*
EFECTIVIDAD PERSONAL	Autocontrol	*Resistencia al estrés, mantener la calma, no dejarse provocar*
	Confianza en sí mismo	*Ser decidido, ego fuerte, independencia, alta autoestima, deseo de asumir responsabilidades*
	Flexibilidad	*Adaptabilidad, adaptación al cambio, objetividad, permanecer objetivo, elasticidad*
	Compromiso con la organización	*Mentalidad de negocio, orientación a la misión, visión, c ompromiso con el cometido*
	OTRAS COMPETENCIAS	*Comportamientos únicos que expresan competencias genéricas; competencias que pese a repetirse no se repiten lo suficiente como para poderse considerar competencias genéricas; y las competencias que son realmente únicas de un trabajo o de un tipo de trabajo*

En la tabla 2 se indica cuáles son las competencias de los gerentes, que se han listado por frecuencias desde la más importante hasta las menos importantes.

Tabla 2. Competencias más importantes en los gerentes.

PESO	COMPETENCIA	CLÚSTER
+++++	07.- Impacto e influencia	Impacto e influencia
+++++	01.- Orientación hacia el logro	Acción y obtención de resultados
++++	12.- Trabajo en equipo y cooperación	Gestión
++++	14.- Pensamiento analítico	Cognitivo
++++	03.- Iniciativa	Acción y obtención de resultados
+++	10.- Desarrollo de los demás	Gestión
++	11.- Ser directivo/asertividad	Gestión
++	04.- Buscar información	Acción y obtención de resultados
++	13.- Liderazgo de equipo	Gestión
++	15.- Pensamiento conceptual	Cognitivo

La Generalitat de Catalunya (2009) ha publicado el diccionario de competencias de sus cargos directivos concretando 4 tipologías de competencias: la autogestión personal, la gestión de la unidad, influencia y relación, y liderazgo de personas. Cada tipología tiene una definición genérica de competencia –en total son 11- que a su vez se desglosan en subcompetencias y en comportamientos asociados y se concreta el nivel de dominio exigido. Representa una metodología para definir el perfil de competencias para la dirección, facilita la definición de puestos de trabajo directivos, y posibilita el diseño de las herramientas para su evaluación con la finalidad de seleccionar mejor, de detectar los puntos para su mejora y definir los itinerarios formativos para una correcta capacitación. Estas áreas son adaptables al sector deportivo (figura 5).

Gestión de la unidad   Liderazgo de personas

Visión estratégica   Dirección y desarrollo
                            de personas

Planificación y   Trabajo en equipo y
organización   trabajo en red

Análisis de
problemas y toma
de decisiones

Orientación a los
resultados y
orientación a la
calidad

Compromiso con el   Orientación al
servicio público y   consumidor y
con la organización   usuario

Actualización
profesional y mejora
continua

Flexibilidad y gestión   Comunicación, persuasión
del cambio   e influencia

Autogestión personal   Influencia y relación

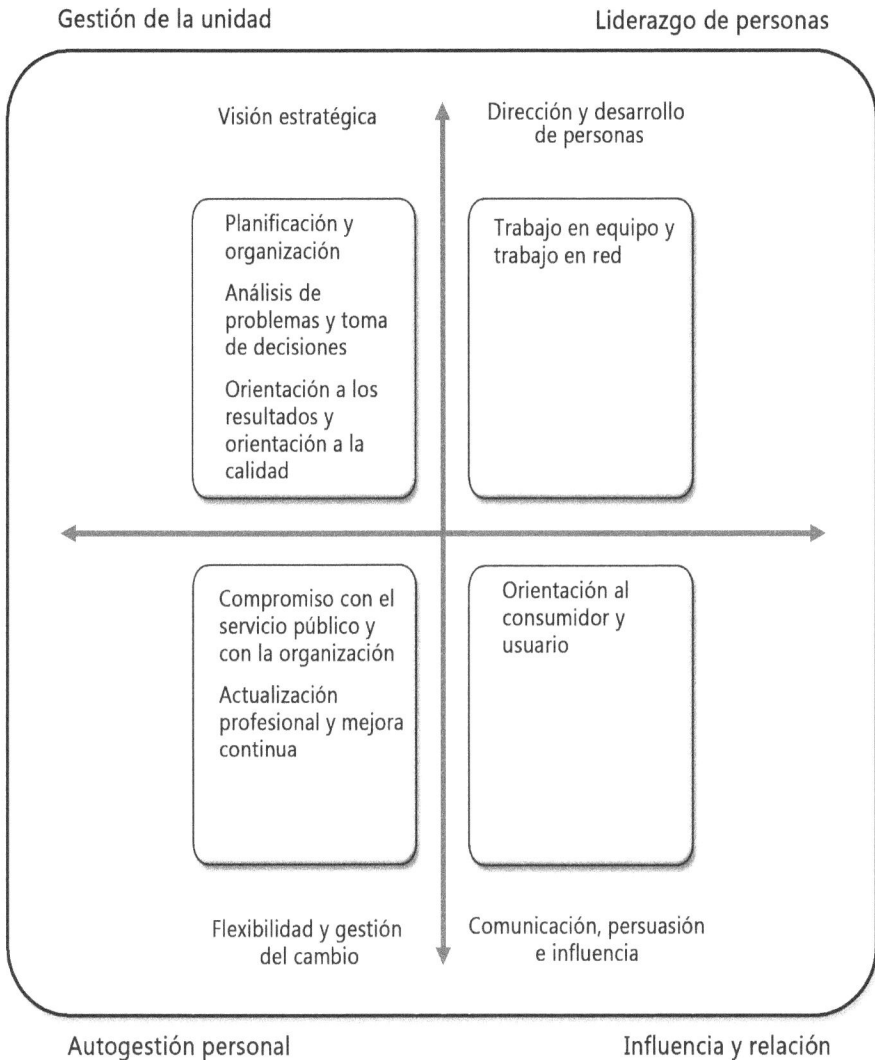

Figura 5. Tipologías de competencias en cargos directivos del sector deportivo.

Por otro lado, Robert Katz en 1983 realizó un estudio sobre el tipo de habilidades que requiere un directivo. Según ese estudio, un director debe tener destrezas de tipo conceptual, humanas y técnicas. De acuerdo al nivel que ocupe el administrador dentro de la estructura organizacional, varía el tipo de destrezas que requiere para desempeñar su trabajo:

- La habilidad técnica se refiere a la capacidad de aplicar conocimientos o experiencia especializada.

171

- La habilidad humana o de personal se refiere a la capacidad de trabajar con otros, comprenderlos y motivarlos, en lo individual y en grupo.

- La habilidad conceptual se refiere a la capacidad mental para analizar y diagnosticar situaciones complejas.

- Con la aportación de nuevas investigaciones se han incorporado dos habilidades necesarias para la dirección exitosa:

- La habilidad comunicativa.

- La habilidad de toma de decisión.

Las competencias de los directores de centros deportivos

Existen multitud de ensayos identificando las competencias genéricas de los gestores deportivos y muy pocas coinciden. A modo de ejemplo, se exponen algunos autores:

Chelladurai (1985) aplica a la gestión deportiva las funciones que los gerentes deben desarrollar en su trabajo. Identifica cuatro elementos: planificación, organización, liderazgo y evaluación.

J. M. Peiró, J. Ramos y P. González (1993) realizan un amplio repaso de puestos de trabajo directivo y presentan los resultados del análisis de las funciones y tareas desarrolladas por gerentes de instalaciones deportivas analizándolas desde 4 áreas de la gestión de instalaciones: oferta y explotación de las instalaciones, mantenimiento, personal, y gestión económico-administrativa.

Quesada y Díez (2002) proponen que las principales funciones y habilidades del director de centros deportivos corresponden a las funciones de información, organización, gestión de recursos humanos, planificación estratégica y habilidades directivas.

Las funciones de planificación estratégica acarrean tareas y obligaciones propias del cargo, mientras que entre las habilidades directivas citan: delegar, comunicar, motivar, evaluar el desempeño, seleccionar el personal, trabajar en equipo y dirigir reuniones.

Roberto Luna (2009) plantea 4 niveles de competencias en una organización deportiva (figura 6):

Competencias Organizativas	Competencias Dirección	Competencias Coordinadores	Competencias Monitor
Calidad - Orientación al cliente	Visión de negocio	Orientación comercial	Iniciativa-creatividad
	Orientación comercial	Liderazgo / Coaching	
Animación socio-cultural	Orientación al logro	Planificación y organización	Responsa-bilidad
	Liderazgo / Coaching	Trabajo en equipo	
Responsabilidad social / ética	Planificación y organización	Iniciativa-creatividad	Multifuncio-nalidad

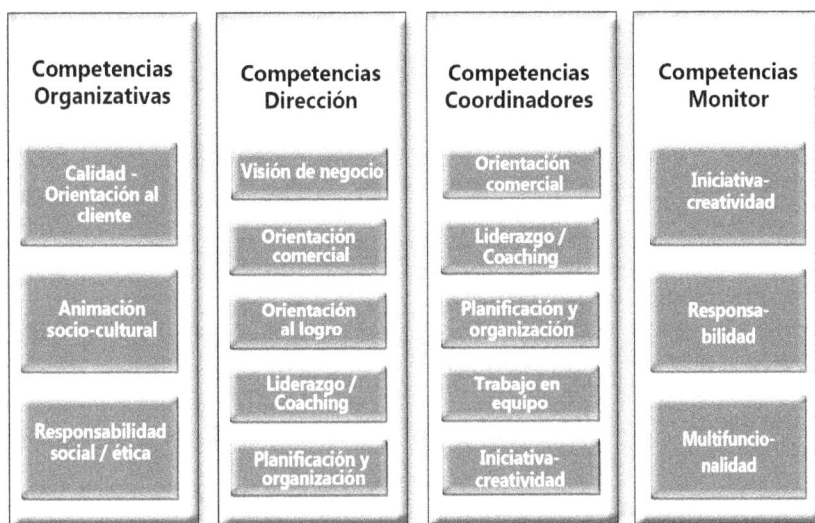

Figura 6. Niveles de competencias en una organización deportiva (Luna, 2009).

Varios autores de la Universidad de Alicante han realizado en 2010 un análisis comparativo de los contenidos y competencias profesionales de los estudios universitarios de Grado en Gestión Deportiva en España, Estados Unidos y Francia. Las competencias específicas del perfil de gestión y recreación deportiva que se observan en los planes de estudio de los tres países se reflejan en la tabla 3:

Tabla 3. Competencias del perfil de gestión y recreación deportiva.

Competencias	España	Francia	EEUU	MEDIA
1. Gestionar y administrar entidades e instalaciones deportivas	19,1%	17,4%	17,4%	**18,0%**
2. Competencia Operacional[3]	12,8%	9,4%	7,2%	**9,8%**
3. Competencia en los aspectos jurídicos relacionados con las organizaciones deportivas	6,4%	8,7%	11,6%	**8,9%**
4. Competencia en materia de Comunicación y Relación con los grupos de interés de las Organizaciones Deportivas	4,3%	9,4%	10,1%	**7,9%**
5. Seleccionar y saber utilizar el material y equipamiento deportivo, adecuado para cada tipo de actividad	12,8%	2,9%	7,2%	**7,6%**
6. Planificar, desarrollar y evaluar la realización de programas de actividades físico-deportivas	10,6%	7,2%	4,3%	**7,4%**
7. Competencia en materia de marketing	0,0%	8,0%	13,0%	**7,0%**
8. Competencia en los aspectos financieros y conta-	0,0%	7,2%	13,0%	**6,8%**

3 Las competencias operacionales hacen referencia al desarrollo de habilidades de liderazgo, de relación interpersonal y trabajo en equipo, al desarrollo de competencias para la adaptación a nuevas situaciones y resolución de problemas, para el aprendizaje autónomo, para desarrollar hábitos de excelencia y calidad en el ejercicio profesional, etc.

Competencias	España	Francia	EEUU	MEDIA
bles de las organizaciones deportivas				
9. Conocer y actuar dentro de los principios éticos necesarios para el correcto ejercicio profesional	12,8%	0,0%	7,2%	**6,7%**
10. Competencia en uso de las TIC	10,6%	2,9%	0,0%	**4,5%**
11. Competencia en cuestiones relacionadas con el turismo /ocio	4,3%	5,8%	1,4%	**3,8%**
12. Competencia en el conocimiento del funcionamiento de las estructuras públicas y privadas con las que operan las organizaciones deportivas	0,0%	3,6%	5,8%	**3,1%**
13. Competencia en el uso del Inglés	6,4%	1,4%	0,0%	**2,6%**
14. Competencia en la gestión de los recursos humanos de la Organización Deportiva	0,0%	4,3%	1,4%	**1,9%**
15. Competencia en el uso de las herramientas de análisis y seguimiento de proyectos deportivos	0,0%	5,1%	0,0%	**1,7%**
16. Competencia para facilitar la integración estratégica de las entidades deportivas en su entorno	0,0%	2,9%	0,0%	**1,0%**
17. Competencia científica en conocimientos de la disciplina	0,0%	2,2%	0,0%	**0,7%**
18. Ser competente en disertación, redacción de comunicados	0,0%	1,4%	0,0%	**0,5%**

La competencia técnica y emocional de los directores de centros deportivos

Adaptando las directrices del *Project Management Institut*, una dirección deportiva eficaz requiere que el director del centro de fitness comprenda y use los conocimientos y las habilidades correspondientes a, por lo menos, cinco áreas de experiencia (figura 7).

La eficacia profesional del director de un centro de fitness tiene por lo tanto una **dimensión técnica** (competencias en planificación, en legislación, en conocimientos técnicos del deporte, en comprensión del entorno, y en dirección) y una **dimensión emocional** (comunicación, influencia, liderazgo, motivación, negociación, resolución de problemas,...)

1. Fundamentos de la planificación deportiva

2. Conocimientos, normas y regulaciones del sector deportivo

3. Comprensión del entorno de la organización (económico, político, cultural, social, físico, etc.)

4. Conocimientos y habilidades de dirección general

5. Habilidades interpersonales

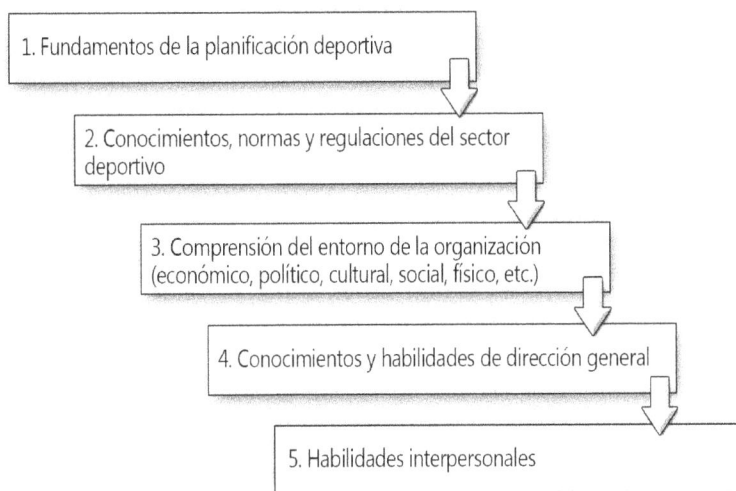

Figura 7. Áreas de experiencia en la dirección deportiva.

a) **La dimensión técnica** tiene relación con el proceso de planificación como metodología de intervención de un director de centro deportivo que, siguiendo una adaptación de la metodología PMI, estaría configurada por cinco grupos de procesos (figura 8).

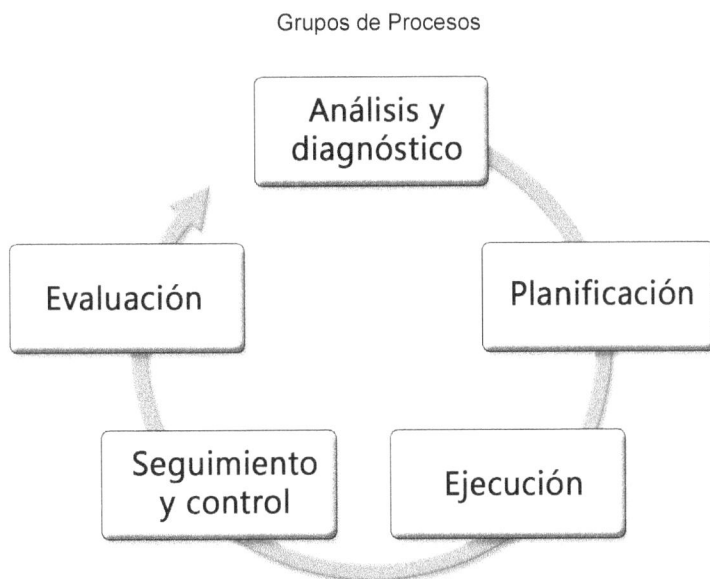

Grupos de Procesos

Análisis y diagnóstico

Planificación

Evaluación

Seguimiento y control

Ejecución

Figura 8. Grupo de procesos según PMI.

A estos grupos de procesos de intervención, que configuran la verdadera metodología profesional, se les denomina habitualmente funciones de dirección.

Todo director debe disponer de un sistema de información, no sólo económica, que le permita conocer tanto la situación interna del centro deportivo, así como datos del sector deportivo y de los factores condicionantes de su entorno.

Una vez elaborado el diagnóstico, se necesita planificar el funcionamiento del centro tanto de forma estratégica fijando la misión y objetivos, la visión y los valores con una adecuada estrategia de posicionamiento y segmentación. Una vez determinada la estrategia global se deben concretar la planificación operativa que detalla los proyectos a acometer.

El grupo de procesos de ejecución y de seguimiento y control se desarrollan simultáneamente y consisten en llevar a la práctica las actividades diseñadas en la planificación.

Finalmente, con todos los registros y controles de cambios se llevará a cabo la evaluación de la intervención que se formaliza en la memoria de intervención.

Por lo tanto, las competencias técnicas del director deportivo corresponderían a gestionar integradamente las áreas de conocimiento en cada grupo de procesos.

A continuación se presentan las áreas de conocimiento en las que debe formarse un director de centro de fitness en su deber de analizar, planificar, dirigir, controlar y evaluar, siguiendo una adaptación de las normas de calidad para la dirección de proyectos (tabla 4).

Tabla 4. Áreas de formación para un director de centro de fitness.

Áreas de Conocimiento	
1.	Gestión de la integración
2.	Gestión del alcance
3.	Gestión del tiempo
4.	Gestión de costes
5.	Gestión de la calidad
6.	Gestión del personal
7.	Gestión de los recursos
8.	Gestión de las comunicaciones
9.	Gestión de los riesgos
10.	Gestión de las adquisiciones
11.	Gestión del impacto medioambiental

Los contenidos de las asignaturas específicas de Gestión Deportiva ofertadas en las titulaciones acreditadas por la *North American Society in Sports Management* -NASSM[4]-, se dividen en las siguientes áreas:

I. Sociología y psicología;
II. Principios de la gestión deportiva, liderazgo, operaciones, instalaciones y eventos, y estructura del deporte;
III. Ética en Gestión Deportiva;
IV. Marketing y comunicación;
V. Economía, finanzas y contabilidad;
VI. Aspectos legales del deporte;
VII. Experiencias prácticas.

b) La **dimensión emocional** en los dirigentes deportivos tiene que ver con las competencias sociales y la competencia personal, la primera determina el modo en que nos relacionamos con los demás, y la segunda establece el modo en que nos relacionamos con nosotros mismos. Ambas competencias han sido desarrolladas en el concepto de inteligencia emocional (Goleman, 1999).

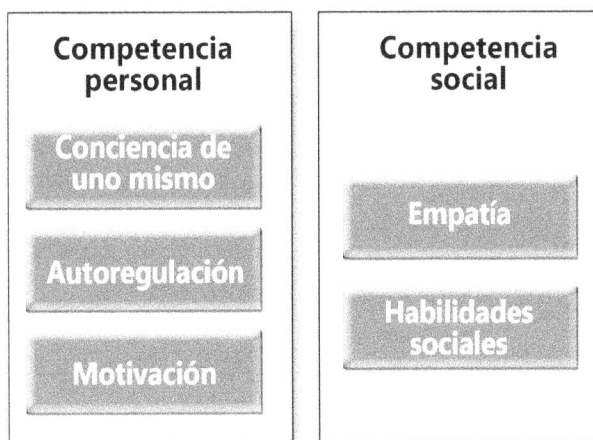

Competencia personal

Conciencia de uno mismo

Autoregulación

Motivación

Competencia social

Empatía

Habilidades sociales

Figura 9. Competencias según el concepto de inteligencia emocional.

La **competencia personal** está conformada por tres habilidades, 1) la conciencia de nuestros propios estados internos, recursos e intuiciones, 2) el control de nuestros estados internos, impulsos y recursos

---

4 NORTH AMERICAN SOCIETY IN SPORTS MANAGEMENT -NASSM- *Sport Management Programs* <http://www.nassm.com/>

internos, y 3) las tendencias emocionales que guían o facilitan el logro de nuestros objetivos (tabla 5).

Tabla 5. Competencias personales.

1. Conciencia de uno mismo	Conciencia emocional	*Reconocer las propias emociones y sus efectos*
	Valoración adecuada de uno mismo	*Conocer las propias fortalezas y debilidades*
	Confianza en uno mismo	*Seguridad en la valoración que hacemos sobre nosotros mismos y sobre nuestras capacidades*
2. Autorregulación	Autocontrol	*Capacidad de manejar adecuadamente las emociones y los impulsos conflictivos*
	Confianza	*Fidelidad al criterio de sinceridad e integridad*
	Integridad	*Asumir la responsabilidad de nuestra actuación personal*
	Adaptabilidad	*Flexibilidad para afrontar los cambios*
	Innovación	*Sentirse cómodo y abierto ante nuevas ideas, enfoques e información*
3. Motivación	Motivación de logro	*Esforzarse por mejorar o satisfacer un determinado criterio de excelencia*
	Compromiso	*Secundar los objetivos de un grupo u organización*
	Iniciativa	*Prontitud para actuar cuando se presenta la ocasión*

La **competencia social** está asentada en dos habilidades, la empatía y las habilidades sociales. La primera consiste en la conciencia de los sentimientos, necesidades y preocupaciones ajenas y la segunda en la capacidad para inducir respuestas deseables en los demás.

Tabla 6. Competencias sociales.

4. Empatía	Comprensión de los demás	*Percibir los sentimientos y los puntos de vista de los demás e interesarse activamente por sus preocupaciones*
	El desarrollo de los demás	*Darse cuenta de las necesidades del desarrollo de los demás y ayudarles a fomentar sus habilidades*
	Orientación hacia el servicio	*Anticiparse, reconocer y satisfacer las necesidades de los clientes*
	Aprovechamiento de la diversidad	*Aprovechar las oportunidades que nos brindan los diferentes tipos de personas*
	Conciencia política	*Capacidad de darse cuenta de las corrientes emocionales y de las relaciones ocultas de poder en un grupo*
5. Habilidades sociales	Influencia	*Utilizar tácticas de persuasión eficaces*
	Comunicación	*Emitir mensajes claros y convincentes*
	Liderazgo	*Inspirar y dirigir a grupos y personas*
	Catalizador del cambio	*Iniciar o dirigir los cambios*
	Resolución de conflictos	*Capacidad de negociar resolver conflictos*
	Colaboración y cooperación	*Ser capaces de trabajar con los demás en la consecución de metas comunes*
	Habilidades de equipo	*Ser capaces de crear la sinergia grupal en la consecución de metas colectivas*

Montaner y Asociados (1996) vinculan las habilidades técnicas (capacidad de gestión y de organización) con las habilidades sociales (personalidad, relaciones personales y la relación con el grupo).

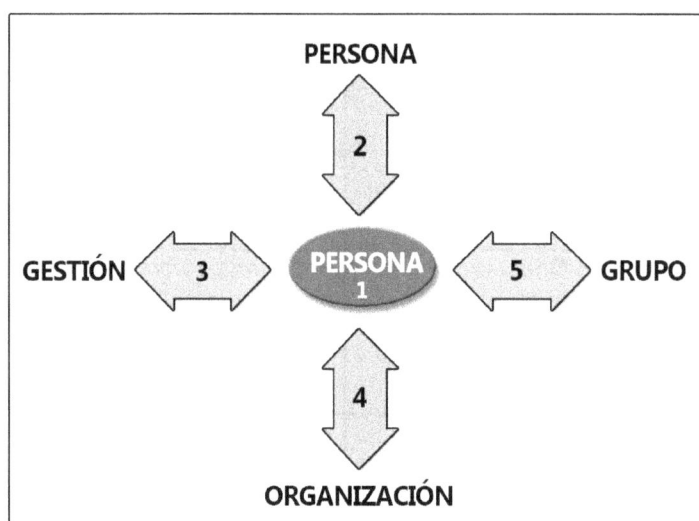

Figura 10. Eficacia profesional (Montaner y Asociados, 1996).

Esta diferenciación de habilidades permitiría clasificar muy rápidamente a los directores de centros deportivos en 4 categorías según el dominio o no de las habilidades técnicas y sociales (figura 11).

Habilidades	(+)	Charlatán	Íntegro
sociales	(-)	Chapuzas	Tecnócrata
		(-)	(+)

Competencia técnica

Figura 11. Tipos de directores de centros de fitness.

Las personas con baja competencia técnica y social representan a los "chapuzas"; las personas con más habilidades sociales que técnicas configuran el grupo de "charlatanes"; los competentes técnicamente pero sin habilidad social describe a los "tecnócratas"; y finalmente el profesional íntegro sumaría ambas habilidades.

Por lo tanto, queda manifiesto lo trascendental que es adquirir y entrenar las competencias para los directores de los centros de fitness, pero también es importante no caer en el *"lado oscuro de la gestión deportiva"*. Este término se utiliza para describir las situaciones derivadas de la mala selección del personal basado en criterios de antigüedad, lealtad, o experiencia sin aprendizaje; incluso a veces por desconocer el

Principio de Peter[5].que lleva a los cargos de responsabilidad personas con competencias diferentes a las necesarias para dirigir centros deportivos. Un profesional con escasa o inadecuada preparación puede caer rápidamente en la tiranía de la rutina, en una mala filosofía de funcionamiento y en la mala gestión del tiempo, por no hablar del desconocimiento sobre las deficiencias en los servicios deportivos que ofrece.

Las competencias directivas están cada día más solicitadas y existen dos vías principales para conseguirlas, la formación de calidad y la experiencia con aprendizaje en el lugar de trabajo.

BIBLIOGRAFÍA

- ANECA (2005). *Libro Blanco del título de Grado en Ciencias de la Actividad Física y el Deporte*. Extraído el 11 de mayo de de 2011 desde http://www.aneca.es/media/150296/libroblanco_ deporte_def.pdf
- Ash, R. A. (1988). Job analysis in the world of work. En S. Gael (Ed.): *The job analysis handbook for business, industry and government*. Nueva York: Wiley.
- Boyatzis, R. E. (1982). *The competent manager: a model for effective performance*. New York: John Wiley & Sons.
- De Lucas, J. M. (2005). La dirección técnica de la actividad físico-deportiva como espacio profesional de los Licenciados en Ciencias de la Actividad Física y el Deporte. *Revista Española de Educación Física y Deporte, 2*, 29-66.
- Diputació Barcelona (1999) Competencias en el trabajo: modelos para un rendimiento superior según Spencer&Spencer. *Papers de Formació Municipal,* 57. Extraído el 23 de abril de 2011 desde htpp://www.wcc.cl/espanol/pdf/competencias_en_el_trabajo_modelos_para_un_rendimiento_superior.pdf
- Generalitat de Catalunya. (2009) *Diccionari de competències dels càrrecs de comandament de la Generalitat de Catalunya. Cap de secció, cap de servei i subdirector/a*. Barcelona: Escola d'Administració Pública de Catalunya.
- Goleman, D. (1999) *La práctica de la inteligencia emociona*l. Barcelona: Editorial Kairós.
- INCUAL y CSD. (2008) *Informe de la Familia profesional de Actividades Físicas y Deportivas*. Extraído el 11 de mayo de 2011 desde www.educacion.gob.es/educa/incual/ice_publicaciones.html
- Katz, R. L. (1974). Skills of an effective administrator People: Managing Your Most Important Asset. *Harvard Business Review, 52*(5), 45-57.
- Lira, C. y Ramírez, C. (2005) *Gestión por competencias. Fundamentos y bases para su implantación*. Extraído el 5 de abril de 2011 desde http://www.monografias.com/trabajos-pdf/gestion-por-competencias/ gestion-por-competencias.pdf

---

5 Principio de Peter: En una jerarquía, cada empleado tiende a ascender hasta su nivel de incompetencia. Es decir, algunos individuos alcanzan un alto nivel de incompetencia cuando ascienden a un puesto de dirección.

- López, P. (2011) *Selección, formación y desarrollo de las competencias del personal de instituciones y empresas deportivas*. Ponencia presentada en la Jornada COPLEF de Gestión Pública Deportiva, abril, Madrid.
- Luna, R. (2009). *La gestión por competencias en una organización deportiva: un caso aplicado*. Extraído el 21 de febrero de 2011 desde http://www.popdeporte.uma.es/pdf/ROBERTO_LUNA_2009.pdf
- Mintzberg, H. (1973). *The Nature of Managerial Work*. New York: Harper & Row.
- Montaner, R. y Asociados (1996). *Manual del directivo eficaz*. Barcelona: Ed. Gestión 2000.
- Peiró, J. M., Ramos J. y González, P. (1993). Análisis funcional del puesto de gerente de instalaciones deportivas. *Revista de Psicología del Deporte, 4, (2.2)*. Extraído el 15 de marzo de 2011 desde http://www.rpd-online.com/article/viewFile/43/43.
- Project Management Institut. (2008). *Guía de los Fundamentos para la Dirección de Proyectos* (4ª Ed.). Guía del PMBOK®. Pennsylvania, Newtown Square: Project Management Institute, Inc.
- Quesada, S. y Díez, M.D. (2002). *Dirección de centros deportivos: principales funciones y habilidades del director deportivo*. Barcelona: Paidotribo.
- Soucie, D. (2002). *Administración, Organización y Gestión Deportiva*. Barcelona: INDE.
- Tortosa-Martínez, J. Díez, M.D., Clavero, M., Quesada S., Martí C. y Martínez, C. (2010) *Análisis comparativo de los estudios universitarios de Grado en Gestión Deportiva en España, Estados Unidos y Francia*. Extraído el 5 de abril de 2011 desde http://www.eduonline.ua.es/jornadas2010/ comunicaciones/383.pdf.

Capítulo 10

CÓMO ORGANIZARSE PARA RENTABILIZAR EL TIEMPO DE TRABAJO

Gabriel Cepeda Carrión

INTRODUCCIÓN

El hecho de establecer prioridades y delegar son dos aspectos íntimamente relacionados. Priorizar requiere identificar problemas, seleccionar tareas, anticipar resultados y finalmente tomar una decisión. Cuando los directivos establecen prioridades se convierten en asignadores de recursos. Un directivo eficaz realiza ambas tareas casi de manera inconsciente, es algo que forma parte del quehacer diario del mismo. Pero tal vez, sea necesario, a veces, pararse a analizar estas dos actividades directivas detenidamente para saber qué hacer (o mejor que debe hacerse) a la hora de priorizar o delegar para de este modo mejorar estas dos importantes habilidades directivas.

LA FUNCIÓN DE ORGANIZACIÓN

Organizar es la segunda función de la administración, y podemos definirla como el proceso de delegar y coordinar tareas y recursos para alcanzar los objetivos a través de las estrategias que han sido definidas en la función de planificación. Existen, entre otros, cuatro clases de recursos: humanos, materiales, financieros y el conocimiento. Una dirección eficaz sabe que la organización de los recursos supone crear una estructura con los recursos disponibles y también situar a la persona correcta en el puesto adecuado, de cara a la consecución de objetivos.

Como ya hemos comentado la función de planificación determina la función de organización, ya que aspectos cómo la misión de la organización y las estrategias establecidas influyen fuertemente sobre el tipo de estructura que se diseña. Esta estructura organizativa debe ser la mejor posible de cara a conseguir los objetivos previamente marcados. Pero ¿cómo sabe un directivo cuál es la mejor estructura organizativa? Esto supone plantearse al menos seis cuestiones clave. Estas cuestiones aparecen agrupadas en la tabla 1 y serán discutidas a lo largo de este capítulo. En este capítulo, también revisamos algunos principios organizativos, que son habitualmente adoptados por las organizaciones, y que ayudan a resolver las cuestiones de organización.

Tabla 1. Cuestiones de organización.

Cuestiones de organización	Concepto organizativo
Qué departamento y qué individuo debería informar a quién	Cadena de mando, ámbito o tramo de control
¿Cuántos individuos deberían rendir cuentas a cada directivo?	Ámbito o tramo de control
¿Cómo debería dividirse el trabajo o tarea?	División del trabajo, Departamentalización
¿Cómo lograr que todos trabajen juntos de forma sistemática?	Coordinación
¿En qué nivel se deberían tomar las decisiones?	Centralización/Descentralización
¿Cómo adaptar mi estructura a la misión y estrategia organizativa?	Departamentalización

Pasamos a continuación a describir cada uno de los principios organizativos:

1. Unidad de Mando y Dirección

Supone que cada empleado se relacione con un único jefe. El tener más de un jefe puede ser confuso y frustrante cuando ambos requieren que se haga cosas diferentes en el mismo momento. La unidad de dirección hace referencia a que todas las actividades de un equipo se dirijan hacia la misma meta (i.e. ganar un partido). Cuando en un grupo no empujan todos en la misma dirección, a menudo lo que pasa es que se pierde el partido.

2. Cadena de Mando

Conocida como el principio escalar, representa la existencia de una línea de autoridad que va desde la cima hasta la base de la organización. Todo el mundo en una organización necesita conocer la cadena de mando, esto es, quien rinde cuentas a quien y ese quien a quien (si es alguien) le rinde cuentas. La cadena de mando tradicionalmente ha representado además la línea formal de comunicación. Conforma el orden jerárquico representado en los organigramas, que posteriormente analizaremos. Así, por ejemplo los directores de centros de fitness de una cadena tienen por arriba a los directores generales de la cadena, y por debajo a los responsables de las actividades de cada centro. La elección de quien formará parte de cada parte del organigrama no es algo que se deba hacer a la ligera.

3. Ámbito o tramo de control

También denominado como ámbito de control a secas se refiere a cuantos empleados son los que tiene directamente a su cargo un directivo. Mientras menor sea el número de empleados supervisados, mas pequeño, menor o más estrecho es el ámbito de control del directivo, y viceversa. No existe un número ideal de empleados a supervisar. El ámbito de control ha de limitarse a un número que puede ser eficazmente gestionado y dependerá naturalmente de la naturaleza del trabajo que se realice. Normalmente, sin embargo, los directivos de niveles más bajos tienen ámbitos de control más amplios que aquellos de los niveles más altos. (¡ojo! que hablamos de supervisión directa a los empleados, los directivos de segundo nivel son responsables de todos los de primer nivel de su departamento y además de todo el personal que tienen los de primer nivel a su cargo, incluso aquellos a los que no supervisan directamente).

Analizar cómo una organización determina su ámbito o tramo de control nos dice mucho sobre si será una organización alta o plana. Las organizaciones planas tienen poco niveles jerárquicos o directivos con amplios ámbitos de control. Las organizaciones altas tienen muchos niveles con estrechos ámbitos de control. La figura 1 ilustra estos dos tipos de estructuras.

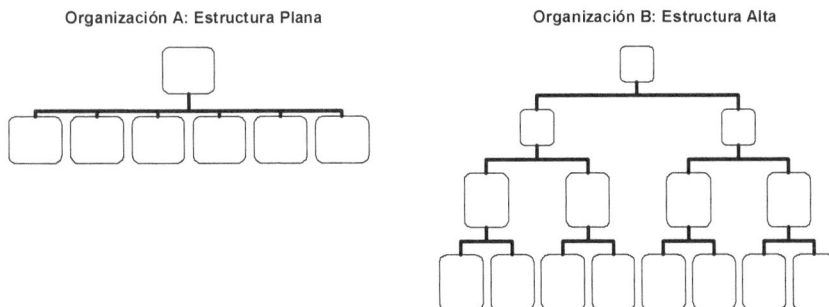

Figura 1. Ámbito de control y estructuras.

Como puede verse la organización plana tiene únicamente dos niveles jerárquicos y la alta tiene cuatro. En los últimos años la tendencia ha sido la de aplanar las organizaciones al reducir niveles consiguiendo con ello acelerar los procesos y la toma de decisiones al mismo tiempo que se recortan costes.

4. División del trabajo

La división del trabajo suele darse cuando los puestos de trabajo se organizan en base a la especialización, por ejemplo los contables trabajan en el departamento de contabilidad, los vendedores están en marketing, y los futbolistas son defensas, centrocampistas o delanteros. En el baloncesto hay bases, aleros y postes. Los directivos están cada vez menos especializados a medida que suben por la jerarquía organizativa. Los profesores Paul Lawrence y Jay Lorsch han acuñado los conceptos de diferenciación e integración. La diferenciación se refiere a organizar grupos de trabajo en los departamentos, y la integración trata sobre la coordinación de actividades entre departamentos.

5. Coordinación

Analizamos ahora cómo departamentos e individuos trabajan en las organizaciones para conseguir los objetivos operativos y estratégicos en base a su entorno. Coordinar es el proceso de integrar recursos y tareas para conseguir objetivos. La coordinación de puestos de trabajos y departamentos requiere de un análisis sistemático y de una gran capacidad conceptual. Un director de un centro de fitness necesita coordinar los usos de la instalación (ej. sala de musculación, piscina, sauna, y pistas de pádel) con los horarios del personal y del personal de mantenimiento y limpieza. Esta coordinación debe llevarse a cabo con el único objetivo de satisfacer las necesidades de los usuarios del centro. El surgimiento de nuevas actividades en las salas funcionales como por ejemplo 100 solicitudes de Body Pump, requerirá que otras actividades menos demandas como el Aerobic tradicional se vayan retirando de la oferta.

Cada aspecto de la función de organizar implica coordinación, y la coordinación necesita de cooperación. Ejemplos de actividades de coordinación serían:

- Contacto entre personal del mismo departamento o de distintos departamentos.

- Crear relaciones con quienes trabajan en un departamento y coordinar información y actividades con otros departamentos.

- Comisiones creadas para organizar casi cualquier cosa (ej, construir un nuevo centro de fitness).

- Existencia de directivos integradores, como son los jefes de producto o de proyecto, los cuales no trabajan para un departamento específico sino que coordinan actividades de múltiples departamentos.

- Relaciones externas donde el personal (de ventas, de atención al cliente, de compras, de relaciones públicas) trabaja con gente del entorno externo de la organización.

6. Determinación de responsabilidades y alcance del poder

Las organizaciones eficaces saben que para funcionar bien, los directivos deben garantizar que las responsabilidades de cada persona en la organización están claramente definidas, que los empleados gozan de la autoridad que ellos necesitan para acometer sus responsabilidades (i.e. el alcance de sus poderes ha de coincidir con sus responsabilidades), y que son capaces de hacerse responsables de sus actos y de asumir sus responsabilidades. La responsabilidad es la obligación personal que tiene uno de alcanzar objetivos al realizar las actividades demandadas por el puesto. Cuando se determinan los objetivos, estratégicos, tácticos y operativos, debe identificarse muy claramente quiénes son los responsables de conseguirlos. Los directivos son los responsables de los resultados que obtiene la organización, divisiones, y departamentos incluso aunque ellos no sean los que realmente producen los bienes o prestan los servicios.

El poder o autoridad es el derecho a tomar decisiones, dar ordenes en el trabajo, y asignar recursos. Al directivo, por tanto se le asignará autoridad para poder lograr los objetivos departamentales. También se le otorga un determinado nivel de autoridad o poder para conseguir que el trabajo o tarea se ejecuten. La autoridad y el poder por tanto, se delegan. Los directores generales son responsables de los resultados de la organización en su conjunto, y delegan su autoridad hacia abajo a través de la cadena de mando hasta los directivos de los niveles más bajos que son los responsables de que se alcancen los objetivos operativos. Una de las tareas de toda organización es la valoración del rendimiento de los individuos a la hora de acometer sus responsabilidades ante terceros. Todos los miembros de una organización, incluidos los directivos de nivel superior, deberían ser evaluados periódicamente en su rendimiento y responsabilizarse del mismo ante terceros.

Los directivos son responsables personalmente de todo lo que sucede en sus departamentos. El directivo, claro está, delegará habitualmente y de forma rutinaria parte de su autoridad y responsabilidad ante terceros, pero la responsabilidad personal permanece con él.

7. Delegación

Tiene que ver con la asignación de autoridad y parte de la responsabilidad en el logro de objetivos a otra persona. Tanto autoridad como responsabilidad se delegan a lo largo de la cadena de mando. Delegar es una tarea crucial para los directivos, por lo que la trataremos más detenidamente posteriormente.

8. Flexibilidad

Se asocia al hecho de entender de que a menudo hay excepciones a las normas. Seguir la norma no es siempre el mejor modo de conseguir buenos resultados. Muchos directivos se empeñan en seguir las reglas de la organización antes que en provocar la satisfacción del cliente. Por ejemplo, imagina que tu tienda de deportes tiene la norma de que sólo se le devuelve el dinero a los clientes si éstos presentan el ticket de compra. Esta es una buena regla, la verdad es que protege a la tienda de posibles ladrones que se llevan ropa deportiva y después vienen a devolverla para conseguir el dinero. Pero imagina que un buen cliente, conocido, entra en la tienda y solicita una devolución de un balón de fútbol a pesar de que no tiene el ticket. ¿Qué debe hacer la tienda? ¿seguir la norma aún a costa de perder un buen cliente o hacer una excepción y hacer a este cliente feliz y tal vez más fiel?

AUTORIDAD

Dentro del concepto de autoridad entran muchas definiciones y muy diferentes enfoques o perspectivas. Comprender qué significa autoridad formal e informal; el alcance del poder que confiere la autoridad; los niveles de autoridad; la autoridad de línea y de staff y; centralización y descentralización son conceptos que abordaremos a continuación.

Autoridad formal e informal

La autoridad formal clarifica cómo han de ser las relaciones entre los empleados. Es el modo que tiene la organización de conseguir que el trabajo se lleve a cabo. Cuando un jefe le dice a un empleado lo que tiene que hacer, está utilizando la autoridad formal. El organigrama ilustra cuáles son las líneas de autoridad formal de la organización. Pero la mayoría de los organigramas no ayudan demasiado a la hora de describir el día a día de la organización, y sólo con el organigrama no es fácil comprender cómo funciona una organización mediante su organización informal.

La autoridad informal surge a partir de la diversidad de relaciones, colaboraciones, cooperaciones y redes que conforman los miembros de la organización. Cuando alguien nota que alguien es competente, merece confianza, y continuamente proporciona modos para que el trabajo se vaya haciendo cada vez mejor, es probable que la gente en la organización dote a esa persona de algún tipo de liderazgo o estima, a esto es a lo que nos referimos con autoridad informal. Puede ser tan (sino más) importante que la autoridad formal. Aunque no formalmente reconocida, en realidad siempre está presente. A menudo, la autoridad informal se utiliza para superar las barreras y limitaciones que la autoridad formal impone a los empleados. La autoridad informal a menudo consigue que las cosas se hagan más rápido y mejor.

Alcance del poder

El alcance del poder de un miembro de una organización se reduce a medida que desciende por el organigrama. Un consejero delegado tiene más autoridad que un director general quien tiene más autoridad que un director funcional, y así sucesivamente. Por ejemplo, el director de un centro de fitness tiene más autoridad que el jefe de actividades, el cual tiene más autoridad que los monitores de sala. Responsabilidad personal y autoridad van de arriba abajo y responsabilidad frente a terceros va de abajo a arriba.

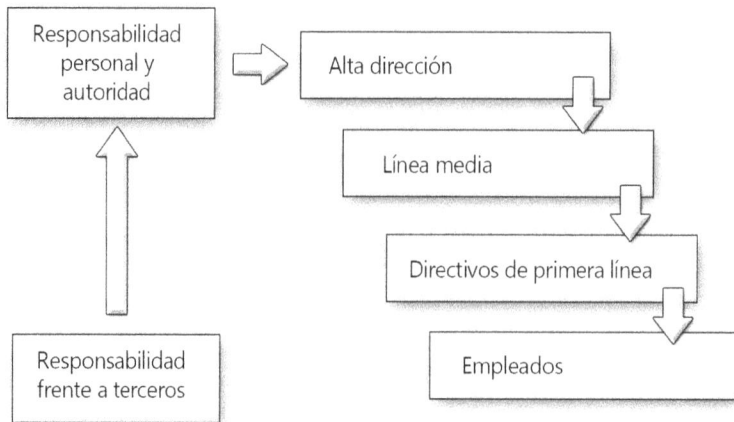

Figura 2. Alcance del poder.

Niveles de autoridad

Cada directivo necesita saber el alcance de su autoridad. Los niveles de autoridad son graduales así van desde la mera autoridad para informar, la autoridad para asesorar, la autoridad para rendir cuentas, la autoridad total. Estos niveles cambian lógicamente dependiendo del tipo de tarea.

- **Autoridad para informar**: A este nivel los miembros del equipo pueden informar a sus responsables de posibles alternativas. El responsable del grupo luego analiza las alternativas y toma la decisión. La gente en puestos de secretaría a menudo solo cuentan con autoridad o poder para informar ya que sus trabajos se reducen a la mera recogida de datos para otros. Por ejemplo, el director de un centro de fitness tiene un administrativo a su cargo que le recopila y organiza la información que recibe (redacta horarios, informes y proporciona atención a los usuarios)

- **Autoridad para asesorar:** A este nivel, los miembros del equipo crean alternativas, las analizan y recomiendan una de ellas. Sin embargo, los miembros no pueden implantarla sin el "*ok*" del líder del grupo, que además puede optar por una alternativa diferente si no está de acuerdo con la recomendada. Las comisiones y comités gozan de este tipo de autoridad de asesoramiento. Los monitores o el personal de un centro de fitness pueden hacer sugerencias para mejorar el funcionamiento diario del centro.

- **Autoridad para rendir cuentas:** A este nivel, cada persona en el grupo tiene la autoridad para seleccionar una alternativa y llevarla a la práctica. Sin embargo, estos miembros del grupo de forma periódica dan cuentas de su actuación a su responsable. El director de un centro de fitness, el responsable de la zona de spa y salud, y el monitor en zona de aguas toman decisiones en su área. Sin embargo todos ellos han de dar cuenta a sus jefes de lo que están haciendo.

- **Autoridad total:** En este nivel de autoridad, el jefe se acerca a un empleado para informarle que dado el nivel de experiencia y conocimientos que posee sobre alguna materia, a partir de ahora confía en su juicio incondicionalmente. De esta forma, el empleado es libre de desarrollar cualquier tipo de planes y de implantarlos con una información mínima al jefe. El director de un centro de fitness tiene la autoridad total para tomar decisiones en materia de salud y wellness en su centro. Sin embargo, la autoridad total no da carta blanca para hacer lo que se quiera, implica, más bien, que el empleado actuará en base a su buen juicio y dentro de los límites establecidos por los otros miembros del grupo y por las directrices que se han marcado en el grupo.

Autoridad de línea y de staff

La autoridad de línea se asimila a la responsabilidad a la hora de tomar decisiones y dar órdenes a los subordinados en la cadena de mando. Marketing y Producción son normalmente departamentos de línea, pero algunas organizaciones también incluyen el departamento de finanzas como línea. Los directivos de línea son fundamentalmente responsables del logro de los objetivos organizacionales, y su personal o equipo siguen las directrices que el directivo adopta para alcanzarlos. Los entrenadores de equipos profesionales son directivos de línea ya que son los responsables de llevar a sus equipos a la victoria.

La autoridad de staff se encarga de asesorar y asistir al resto del personal. Recursos humanos, relaciones públicas, y gestión de sistemas de información son casi siempre departamentos staff. Los departamentos de línea son clientes internos de los departamentos staff. De este modo, los dos tipos de departamentos tienen una relación de colaboración. Cuando un centro de fitness decide contratar a un nuevo técnico de sala, el director de actividades en sala obtiene ayuda del departamento de recursos humanos para informar de la disponibilidad del puesto en periódicos, en la web del centro, etc.... para recabar las solicitudes, pero recursos humanos no selecciona al nuevo técnico: lo hace el directivo de línea es decir, el director de actividades.

La función fundamental del staff es asesorar y asistir, pero pueden darse situaciones en las cuales se pueden llegar a dar órdenes al personal de línea. La autoridad funcional es el derecho que tiene el personal del staff a dar órdenes al personal de línea en las áreas de responsabilidad establecidas. El responsable financiero de un centro de fitness no puede decirle al director de actividades que técnico de sala contratar pero si tiene autoridad para indicarle que debe atenerse a un presupuesto y que ha de hacer el papeleo típico cuando lo contrate. El director de actividades puede decirle a sus técnicos cómo actuar, el director financiero no.

Los directivos de staff pueden tener autoridad dual de línea y de staff. Por ejemplo, el responsable de relaciones públicas asesora y asiste a todos los departamentos de la organización. Sin embargo, tiene autoridad de línea dentro de su propio departamento para organizar el trabajo de sus trabajadores y hacer que éste se haga (función de línea).

Existen además dos tipos de staff. El staff genérico que sirve directamente al directivo. Se le llama a menudo asistente y/o ayudantes, los cuales ayudan a los directivos ante cualquier necesidad. El staff especifico da cobertura a cualquier miembro de la organización que lo necesite. Recursos humanos, finanzas, contabilidad, relaciones públicas, y mantenimiento son ejemplos de departamentos que ofrecen asesoría y asistencia. El responsable financiero de un centro de fitness es un especialista que tiene visión clara sobre el presupuesto global de todo el centro, y asesora a todos en materia presupuestaria proporcionando informes mensuales de seguimiento del gasto y de equilibrio presupuestario.

Centralización y descentralización

La principal diferencia entre centralización y descentralización está en quienes son los que toman las decisiones importantes. Con centralización, las decisiones importantes las toma la alta dirección. Cuando hay descentralización, esas decisiones se toman por parte de los directivos de línea media o por directivos de los primeros niveles. Entre las principales ventajas de la centralización se encuentran el control (los procesos uniformes son más fáciles de controlar, y se toman menores riesgos) y se reducen las duplicidades en el trabajo (menos empleados haciendo las mismas cosas). Entre las ventajas de la descentralización se encuentran la eficacia y la flexibilidad (las decisiones se toman más rápido por gente que tiene la información de primera mano) y el desarrollo directivo (los directivos están motivados ya que se encargan de resolver sus propios problemas). ¿Qué tipo de estructura o autoridad (centralización vs descentralización) funciona mejor? No hay una única respuesta clara. En realidad no se puede hablar de centralización o descentralización puras únicamente, de hecho, se trata más bien de un continuo, y la mayor parte de las organizaciones funcionan con una mezcla de centralización y descentralización. Las organizaciones más planas tienden a tener una estructura o esquema de autoridad más descentralizada.

A excepción de las empresas muy pequeñas, que tienden a estar muy centralizadas, el resto de organizaciones se colocan en algún lugar entre los dos extremos (centralización –descentralización). La clave del éxito parece estar en un adecuado equilibrio entre las dos, aquella que mejor haga frente a las posibles contingencias del entorno y se adecúe a su modelo de negocio. Así, por ejemplo producción y ventas habitualmente son departamentos muy descentralizados, mientras que finanzas y relaciones laborales se centralizan con la idea de mejorar la uniformidad y el control de la organización. No obstante, la tendencia entre la alta dirección es hacia la descentralización.

DISEÑO ORGANIZATIVO

Es momento de tratar cómo se organiza una empresa en su conjunto. El diseño organizativo consiste en la agrupación de puestos de trabajo dentro de unidades de trabajo o departamentos y en la determinación de las relaciones que va a haber entre ellos. Trataremos a continuación los organigramas organizativos y la departamentalización.

Organigrama

El organigrama ilustra cómo son las estructuras formales de autoridad que definen las relaciones de trabajo entre los miembros de la organización y sus puestos de trabajo. Por tanto, un organigrama representa la jerarquía organizativa y los departamentos así como las relaciones de trabajo entre ellos. Como se muestra en la figura 3, los rectángulos representan puestos de la organización y las líneas representan flujos de trabajo y líneas de comunicación. Destacar que los organigramas no muestran en realidad cómo se lleva a cabo la actividad diaria de la organización ni la estructura informal de la misma. La figura 3 representa un hipotético organigrama que ilustra bastante bien los cuatro conceptos organizativos ya comentados.

- **El nivel jerárquico**: El consejo de administración y el presidente están en la cúspide del organigrama, los directores funcionales representan la línea media o los directivos de nivel medio, y los responsables de departamento son los directivos de primer nivel.

- **Cadena de mando**: Al seguir las líneas del organigrama, uno puede corroborar que el consejo de administración tiene autoridad sobre el presidente, y que éste tiene autoridad sobre los directores funcionales, y éstos sobre los responsables de departamentos.

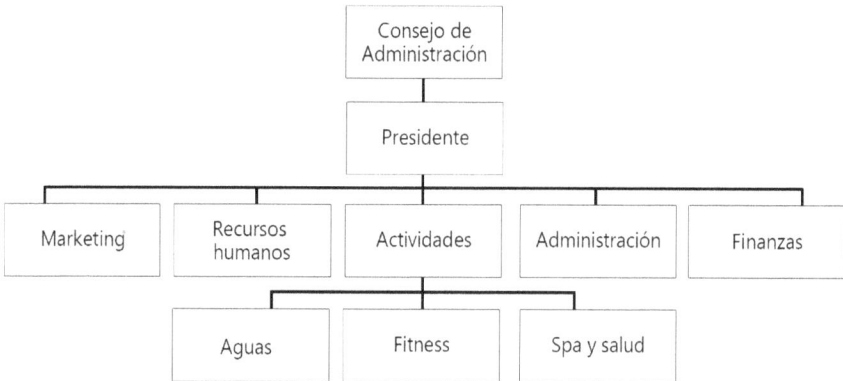

Figura 3: Organigrama de un centro de fitness.

- **La naturaleza y división del trabajo:** El organigrama divide a esta empresa por "funciones" al indicar áreas como actividades, marketing, finanzas. Adicionalmente, la empresa también esta divida en distintas actividades como son zona de aguas, fitness, spa y salud, etc. Esta división se denomina división por producto.

- **Departamentalización:** El organigrama muestra cómo el negocio se divide en diversas unidades de trabajo permanente. El departamento de fitness está bajo el control de dos personas el director de administración y el director de actividades. Los departamentos de actividades son: aguas, fitness, spa y salud.

A la hora de poder desarrollar una mejor conciencia de enfoque en el cliente, algunas organizaciones utilizan un organigrama invertido con el cliente en la cima y con los directivos en la base. Este tipo de organigrama hace recordar a todos en la organización que su trabajo consiste en proporcionar el mayor valor para el cliente, e indica a los directivos que su labor consiste en apoyar a sus colaboradores a la hora de proporcionar ese valor, no a la inversa.

Departamentalización

La departamentalización consiste en la agrupación de actividades más o menos relacionadas en unidades de trabajo. Los departamentos pueden tener un enfoque interno o externo. La departamentalización funcional es aquella que agrupa operaciones internas o funciones y los recursos necesarios para llevar a cabo el trabajo de la unidad o departamento. La departamentalización externa o basada en outputs (o divisional) agrupa aquellas actividades que se centran en factores externos a la organización; esto es lo que se viene denominando departamentalización por producto o servicio, basada en clientes, o basada en mercados (o territorios o zonas geográficas).

Departamentalización funcional. La departamentalización funcional distribuye a los departamentos alrededor de las actividades de inputs esenciales, tales como producción, ventas, y finanzas. Virtualmente todas las empresas deportivas utilizan algún tipo de departamentalización funcional y tienen funciones especializadas como departamentos financieros y departamentos de ventas y marketing.

Departamentalización por producto o servicio. Este tipo de estructura agrupa a los departamentos en función de los bienes o servicios prestados. Las empresas con multitud de productos distintos habitualmente hacen uso de este tipo de departamentalización Empresas como Nike o Adidas tienen departamentos por productos o líneas de productos.

Departamentalización por cliente. Organiza los departamentos en función de las necesidades de los distintos tipos de clientes. El producto o servicio puede ser el mismo o ligeramente diferente, pero las necesidades de los clientes exigen diferentes enfoques de marketing (en el tipo de presentación, personal comercial, etc.). Si la marca Nike utilizara la departamentalización por clientes, organizaría sus divisiones en deportistas profesionales y amateurs, por ejemplo el departamento de equipamiento para golf se organizaría para vender su equipamiento ya sea a profesionales o aficionados. Las organizaciones que ofrecen a gran variedad de productos utilizan muy a menudo departamentos en base al cliente, al igual que lo hacen muchas ONGs.

Departamentalización por mercado (territorio o zona geográfica). Este tipo de departamentalización divide a los departamentos por áreas en donde la empresa tiene negocios. Por ejemplo, Nike ha organizado sus divisiones por cada una de las regiones geográficas en las que tiene su negocio. Estas zonas comprenden Europa, Oriente Medio y África. La división americana incluye Canadá, México, Centroamérica y América del Sur. Las otras dos divisiones son Asia Pacifico y Estados Unidos. Cada región lleva un presupuesto independiente de gastos e ingresos.

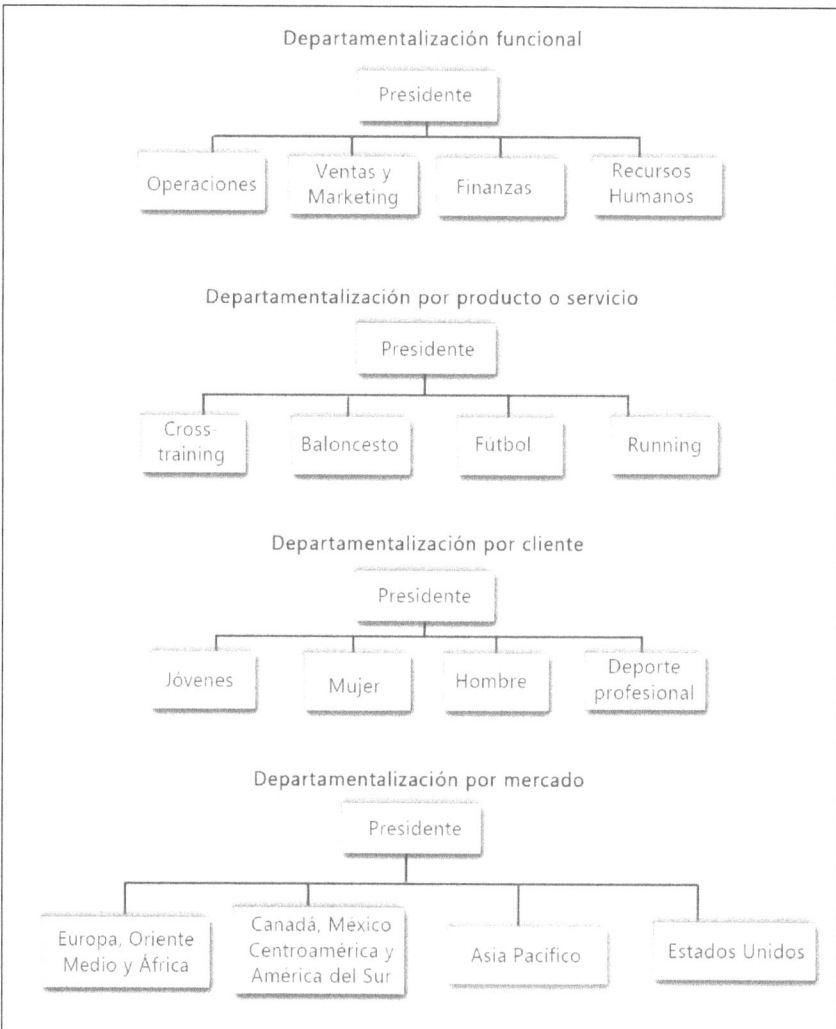

Figura 4: Tipos de departamentalización.

Departamentalización múltiple. Muchas organizaciones particularmente las más grandes y complejas utilizan diversas estructuras organizativas al mismo tiempo creando así organizaciones híbridas. Cualquier tipo de mezcla puede llegar a ser útil. Algunas organizaciones tienen departamentos funcionales en sus instalaciones de producción pero organizan su departamento de ventas por mercados con distintos directivos y personal de ventas en cada zona.

Departamentalización matricial. La departamentalización matricial combina al mismo tiempo las estructuras funcional y por producto. Esto es, al personal se asigna, por tanto, a un departamento funcional pero trabaja en uno o más productos o proyectos. La ventaja del enfoque matricial es su flexibilidad – la empresa transitoria y rápidamente puede reorganizarse como consecuencia de proyectos de muy alta prioridad. La desventaja estriba en que cada persona tiene dos jefes, un jefe funcional y un jefe de proyecto, lo cual puede a veces hacer dificultosa la coordinación y causar conflictos fundamentalmente debidos a los diferentes objetivos que poseen cada uno de los directivos.

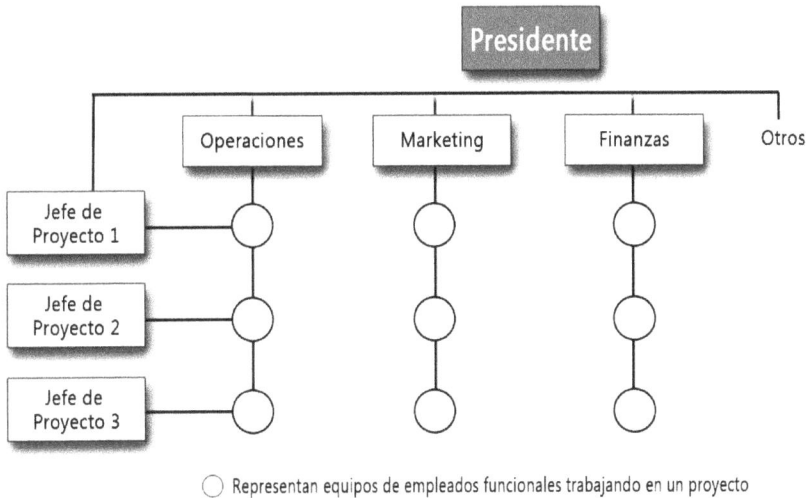

Representan equipos de empleados funcionales trabajando en un proyecto

Figura 5: Estructura matricial.

Departamentalización divisional. Es muy utilizado por grandes multinacionales que tienen unidades estratégicas de negocio (UEN) semiautónomas (una empresa matriz con diversas filiales). Por ejemplo, Adidas es la propietaria de Reebok. No existe posibilidad de compra de acciones de Gatorade porque es una filial de Pepsico como lo son Lays y Burger King. A estas compañías normalmente se les denomina filiales o divisiones, y muchas veces estas filiales están en distintos países, de ahí el nombre de multinacionales.

Nuevas estructuras organizativas

Los continuos cambios en el entorno reclaman y exigen cambios en los modelos organizativos, y la globalización ha puesto de manifiesto nuevas estructuras organizativas. Las nuevas estructuras no necesariamente alteran el concepto de departamentalización. Por ejemplo, muchas empresas se están organizando en base a equipos de trabajo más que en el clásico enfoque jerárquico de hacer que el trabajo se lleve a cabo. Otra nueva forma emergente es la organización en red, la cual hace especial hincapié en establecer relaciones con otras organizaciones a menudo en forma de subcontratas. Las organizaciones en red están en constante reconfiguración cuando desarrollan nuevas relaciones con otras organizaciones. Un desarrollo posterior de las organizaciones en red es la organización virtual, la cual es un tipo de organización donde constantemente se conforman grupos cambiantes de empresas que se alían temporalmente para llevar a cabo oportunidades de negocio puntuales o captar ventajas estratégicas para después desligarse de los mismos cuando los objetivos se han alcanzado. Hemos pasado de la era de la información a la era del conocimiento, y muchas empresas están también orientadas a la creación y transferencia de conocimiento por toda la organización. A este tipo de empresas se les llama organizaciones que aprenden.

Las organizaciones cambian a veces sus estructuras para mejorar sus resultados, y en ocasiones surgen circunstancias que necesitan de cambios en la estructura; por ejemplo, *una alianza estratégica*, en la cual diferentes empresas trabajan juntas, requiere de un cambio a una estructura relacional en red. Las fusiones y compras también requieren de cambios estructurales. Por ejemplo, la compra de Reebok por parte de Adidas exigió de un cambio estructural.

DISEÑO DE PUESTOS DE TRABAJO

El trabajo que se desarrolla en las organizaciones se agrupa en departamentos funcionales, los cuales agrupan diversos puestos de trabajo. El diseño de puestos de trabajo es el proceso de combinar tareas y empleados encargados de realizarlas. El diseño de puestos es muy importante ya que afecta a la satisfacción del empleado y a su productividad. Motivar a los empleados implicándolos en el diseño de sus propios puestos de trabajo incrementa la productividad.

Los puestos de trabajo, como veremos, pueden ser simples (con pocas tareas) o pueden ser amplios (con muchas tareas). Un modelo habitual para el diseño de puestos de trabajo es *el modelo de las características del puesto*.

Especialización del puesto

Busca la simplificación y la eficiencia de los puestos. Se basa en el principio organizativo de la división del trabajo. La idea que subyace tras la especialización es la de trabajar más inteligentemente y no más duro. La especialización del trabajo es el proceso de eliminar, cambiar y recombinar la secuencia de trabajo para mejorar el rendimiento. De este modo, los diseñadores de puestos dividen en tareas el puesto de trabajo para considerar lo siguiente:

- Eliminar: ¿La tarea ha de completarse en ese puesto? Si no, no la hagas.
- Recombinar: la recombinación de tareas a menudo ahorra tiempo. Acercarse por el material que se necesita una vez al día es mejor que no un sinnúmero de veces durante el día, esto ha de tener lógica con respecto al puesto del que se trate.
- Cambiar la secuencia: Cambiar el orden de las tareas de un puesto puede llegar a ahorrar mucho tiempo.

Hemos de tener en cuenta una cuestión muy clara aquí. Los puestos de trabajo demasiado simplificados aburren a los trabajadores, y esto no es ni productivo ni motivador. Sin embargo, el utilizar racionalmente la especialización del puesto puede motivar a los trabajadores. Normalmente, la gente no odia el trabajo de por sí, sino que son ciertos aspectos los que les molestan. Así, que mas que tener que olvidarse o cargar con aspectos que no le gustan de su trabajo, a veces, es bueno darle a los empleados la posibilidad de rediseñar sus propios puestos.

Complejidad del puesto

Esta opción hace que los puestos de trabajo sean menos especializados de cara a poder mejorar la motivación del empleado y que éste sea más productivo. Los puestos pueden hacerse más complejos al introducir: la rotación de puestos, la ampliación del puesto y el enriquecimiento del mismo.

Rotación de puestos. Según esta opción, la gente ocupa distintos puestos de trabajo a lo largo de un período de tiempo. Por ejemplo, los empleados que hacen las zapatillas de deporte en la línea de montaje de New Balance podrían ir rotando, y de esta manera, ir trabajando en distintos puntos de la línea de montaje. Muchas organizaciones desarrollan a sus directicos al hacerlos rotar por distintos departamentos de la empresa.

La formación interdisciplinar o cruzada se asocia mucho con la rotación de puestos. Con este tipo de formación, los miembros de la plantilla aprenden a realizar las tareas de distintos puestos de trabajo para que puedan ocuparlos cuando alguien se va de vacaciones o se da de baja por enfermedad. Esto incrementa además las habilidades y capacidades, lo que hace que la gente esté mucho mejor valorada en la organización.

Ampliación del puesto. Esta alternativa del diseño de puestos consiste en añadir tareas a los puestos al objeto dotándolos de mayor variedad. Por ejemplo, en lugar de la rotación de puestos, los trabajadores de la línea de zapatillas de New Balance podrían realizar cada uno cuatro tareas en lugar de dos. De esta forma, tendríamos dos puestos de trabajo en lugar de cuatro. Sin embargo, añadir únicamente tareas a un puesto ya de por sí muy especializado no supone una gran motivación para el trabajador.

Enriquecimiento del puesto. El enriquecimiento del puesto lo que hace es dotar de elementos motivadores a un puesto de trabajo para hacerlo más interesante y complejo. El enriquecimiento del puesto es una tarea clave, sobre todo en organizaciones planas y funciona cuando los empleados quieren puestos complejos. Los directivos también deberían considerar que existen algún tipo particular de empleados que disfrutan con los puestos tal y como son (en ocasiones hasta si son muy simple y especializados). Un modo bastante sencillo de enriquecer un puesto consiste en delegar en el empleado el modo y la responsabilidad de lo que el directivo hace.

Los equipos de trabajo

El enfoque de diseño de puestos más clásico se ha preocupado principalmente de los puestos de trabajo individuales. Hoy en día, se tiende a diseñar puestos para equipos de trabajo o incluso son los propios equipos los que rediseñan los puestos de trabajo de sus integrantes. El trabajo en equipo es igual de importante para las empresas que desean maximizar sus beneficios como lo es para un equipo de la Liga de Fútbol Profesional. La adopción de equipos de trabajo es una forma muy adecuada de enriquecer los puestos de trabajo. Los dos tipos más habituales de equipos de trabajo son: los equipos integrados y los equipos auto-gestionados.

Equipos de trabajo integrados. A esta clase de equipos se les asigna una serie de tareas, y después es el propio equipo el que distribuye las tareas entre sus miembros y decide cuando se configuran las tareas o puestos. Por ejemplo, una cadena de centros de fitness tiene equipos de trabajo coordinando las tareas de gestión de todas sus instalaciones. El equipo decide quién hace qué y cómo. El director general de la cadena asiste a algunas reuniones para ver cómo se está desarrollando el trabajo y confirmar la calidad de los logros obtenidos.

Equipos de trabajo auto-gestionados. A estos equipos se les asigna un objetivo, y el equipo planifica, organiza, gestiona y controla el trabajo para poder alcanzar el objetivo. Normalmente, los equipos auto-gestionados funcionan sin directivo alguno; todos en el equipo actúan como directivo y trabajador. Los equipos habitualmente seleccionan a sus propios miembros y controlan el rendimiento de unos y otros. El equipo de nuestro centro de fitness anterior puede llegar a convertirse en auto-gestionado si son ellos los que deciden qué actividades son las que necesitan mayor coordinación y determinan el orden o secuencia de las mismas.

Los equipos de trabajo han venido teniendo bastante éxito en los últimos años. Las estructuras basadas en equipos se están convirtiendo en una clara fuente de ventaja competitiva sostenible. Sin embargo, los miembros de un equipo necesitan tener un buen nivel de formación para poder trabajar eficazmente.

El modelo de las características del puesto

Desarrollado por Richard Hackman y Greg Oldham, el modelo de las características del puesto aporta un marco conceptual muy adecuado para el diseño de puestos enriquecidos. Aunque fue desarrollado a finales de los 70, el modelo de las características del puesto se utiliza actualmente en las empresas y continúan siendo objeto de estudio. Los individuos o un equipo pueden utilizarlo para enriquecer sus puestos de trabajo. El modelo de las características del puesto considera: una serie de dimensiones básicas del puesto de trabajo, unos estados psicológicos críticos y una alta necesidad de crecimiento del empleado para mejorar los resultados personales del trabajador y la productividad de la organización.

Dimensiones básicas del trabajo. Cinco dimensiones básicas determinan los resultados personales y laborales. La presencia de cada dimensión incrementa ambos tipos de resultados.

1. *Variedad de habilidades* se asocia al número de tareas distintas que se requieren en un puesto de trabajo además de la cantidad de habilidades necesarias para llevarlas a cabo.

2. *Identidad de la tarea* es el grado por el cual los empleados realizan una parte completa de un trabajo.

3. *Significación de la tarea* es la percepción que tienen otros de la importancia de la tarea, como pueden ser la organización, el departamento, los compañeros, o los propios clientes.

4. *Autonomía* es el grado de libertad del que gozan los trabajadores para decidir cómo planificar, organizar, y controlar su propio trabajo.

5. *Retroalimentación* representa el nivel de información que los empleados reciben sobre el modo en que ellos mismos han desarrollado su propio trabajo.

Estados psicológicos críticos. Cuando el trabajador experimenta los estados psicológicos críticos, como consecuencia de la presencia de las dimensiones básicas del trabajo, se mejoran los resultados personales y laborales.

- *La plenitud experimentada en el trabajo* surge como consecuencia de la (1) variedad de las habilidades, (2) la identidad de la tarea, y (3) la significación de la tarea. Mientras mayores sean estas dimensiones básicas en el puesto de trabajo, mayor será la experiencia de plenitud en el trabajo.

- *La responsabilidad experimentada por los resultados del trabajo* proviene de la autonomía. A mayor autonomía, mayor será la responsabilidad experimentada por los resultados del trabajo.

- *El conocimiento de los resultados actuales de las actividades de trabajo* se asocia a la retroalimentación. A más retroalimentación, mayor experiencia de conocimiento de los resultados de las actividades de trabajo.

Resultados personales y laborales. Los empleados que experimentan los estados psicológicos críticos benefician a la organización ya que proporcionan:

- Alta motivación.
- Altos niveles de rendimiento.
- Alta satisfacción con el trabajo.
- Bajo absentismo y rotación.

Intensidad de la necesidad de crecimiento del empleado. La intensidad de la necesidad de crecimiento de una persona determina su interés por mejorar las cinco dimensiones básicas del puesto. Es importante destacar que si una persona no está interesada en enriquecer su puesto de trabajo, el modelo de características del puesto no funcionará.

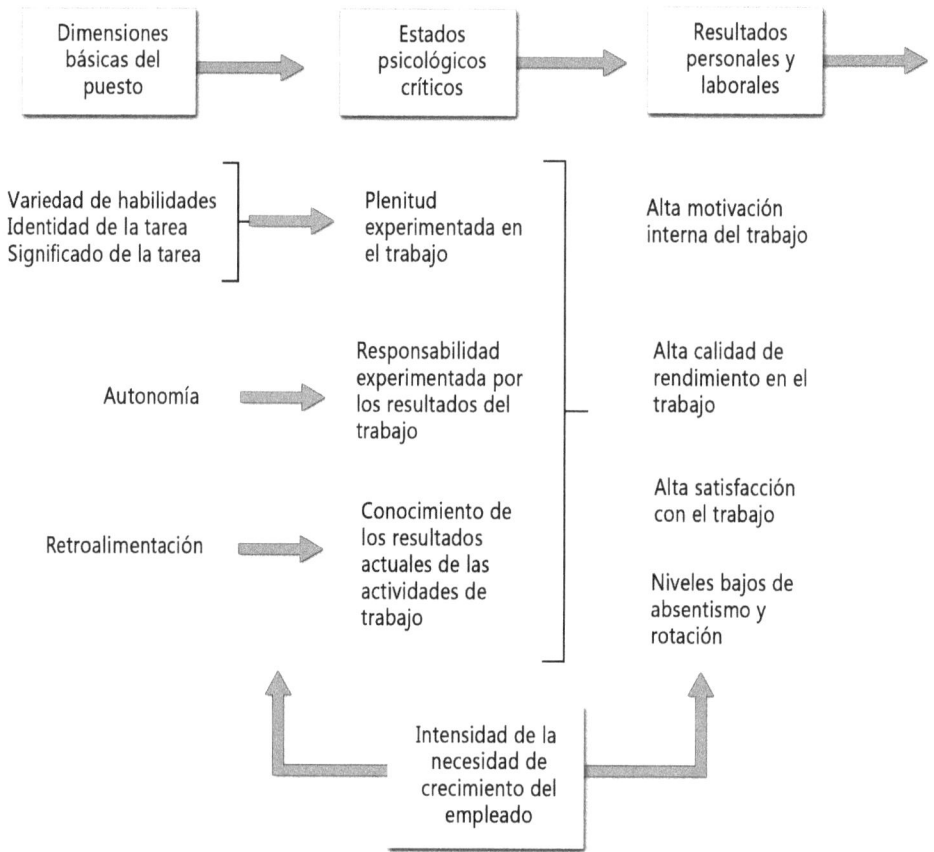

Figura 6: El modelo de las características del puesto.

ORGANIZACIÓN PERSONAL Y DELEGACIÓN

Los buenos directivos establecen prioridades y delegan el trabajo. Es importante recordar que planificar significa fijar objetivos y que organizar supone delegar actividades y coordinar recursos para el logro de dichos objetivos. De esta forma, el hecho de establecer prioridades es importante, ya que hay algunos objetivos y tareas que son más importantes que otras, delegar también es algo importante ya que representa un modo de conseguir que las cosas se hagan.

Una vez que hemos abordado como se diseñan estructuras organizativas y puestos de trabajo, es momento de abordar cómo se organiza uno a uno mismo a través del establecimiento de prioridades y la delegación.

Establecer prioridades

Como ya hemos comentado, establecer prioridades es un aspecto bastante importante a la hora de organizar cualquier cosa (una empresa, un departamento o uno mismo). En cualquier momento, te encuentras en la tesitura de llevar varias tareas al mismo momento. Priorizar hace todo esto mucho más fácil, y el hecho de hacerse una lista de "cosas que hacer" supone un buen comienzo. Hacer una lista con las tareas que uno ha de hacer y después ordenarlas por orden de importancia, es también algo fundamental. El siguiente paso consiste en centrarse en una única tarea cada vez en función de su prioridad.

Así, en principio, un directivo se hace tres preguntas:

1. ¿Necesita el directivo estar implicado personalmente? A menudo, el directivo es el único que puede llevar a cabo la tarea. Cuando el directivo se contesta no a esta pregunta, no se plantea las otras dos preguntas.

2. ¿La tarea es de su responsabilidad o afectará el rendimiento o al presupuesto de su departamento? El directivo debe supervisar el rendimiento del departamento y controlar el gasto en función del presupuesto.

3. ¿Se necesita actuar rápidamente (dentro de un plazo)?¿debería el directivo encargarse de esa tarea inmediatamente o no corre prisa? El tiempo es un concepto muy relativo. La clave está en ponerse manos a la hora con el tiempo suficiente como para cumplir el plazo. Esto puede parecer bastante obvio, pero la gente no cumple con los plazos porque comienzan demasiado tarde, por lo que es importante recordarlo aquí.

Asignar prioridades. Una vez que el directivo ha planteado las tres preguntas anteriores puede establecer prioridades, es en ese momento cuando puede asignar a cada tarea un nivel de prioridad.

- Prioridad delegada (D): El directivo delegará la tarea si las respuesta a la pregunta 1 es no. La tarea pasará a formar parte de la lista de cosas para hacer del subordinado en el que delegue el directivo con un nivel de prioridad determinado.

- Prioridad alta (A): Se le asigna a una tarea una prioridad alta si se contesta afirmativamente a las tres anteriores preguntas.

- Prioridad intermedia (M): Se asigna una prioridad media o intermedia a una tarea si se ha contestado que si a la pregunta 1, y no a las preguntas 2 o 3.

- Prioridad baja (B): Se asigna una prioridad baja a una tarea si se contesta si a la pregunta 1, y no a las otras dos preguntas, 2 y 3.

Priorización de la lista de cosas por hacer. Una buena forma de priorizar lista de cosas por hacer, es llevar a cabo los siguientes pasos:

1. Realizar una lista de tareas por hacer.

2. Responder a las tres preguntas. Anotar el plazo y el tiempo necesario para completar cada tarea. Resulta interesante también, además de anotar el plazo, anotar cuándo se empieza la tarea y cuándo se termina ésta.

3. Asignar una prioridad a cada tarea (Delegada, Alta, Media y Baja). Si la tarea es delegada resulta interesante anotar en quién se delega.

4. Elegir la tarea en la que se va trabajar en ese momento, ya que puede que haya mas de una tarea con prioridad alta, y por tanto, es importante determinar cuál es la más importante. Cuando se acaban las tareas con alta prioridad, se comienza con las de prioridad media, y finalmente con las de prioridad baja.

Indicar que con esto no se finaliza el proceso, de hecho, sólo es el comienzo. Se necesita estar continuamente actualizando la lista e ir añadiendo nuevas tareas según van surgiendo. Con el paso del tiempo, las prioridad lógicamente van alterándose, así, tareas con prioridad media o baja terminan convirtiéndose en tareas con prioridad alta.

Si el directivo ha de enfrentarse con un gran cantidad de tareas en continuo cambio y necesita instrumentos para planificar a más largo plazo, lo mejor es utilizar algún tipo de herramienta de gestión del tiempo. La lista anterior de cosas por hacer se adapta bastante bien a este tipo de sistemas algo más sofisticados. Si el trabajo es más simple y rutinario y el directivo está centrado en el corto plazo, la lista de cosas por hacer será más que suficiente para mantener el control sobre las tareas a realizar.

Delegación

Cuando un directivo delega una tarea o función, está asignando a la persona en quien delega tanto la responsabilidad para llevar a cabo la tarea como la autoridad necesaria para ejecutarla. Orientar a la gente para que haga el trabajo que forma parte de su puesto de trabajo no es delegar. Delegar supone asignar a los empleados tareas que no forman parte de su actividad regular de trabajo. La tarea delegada puede transitoriamente convertirse en parte de su puesto de trabajo, o puede ser una tarea muy puntual.

¿Por qué resulta interesante delegar? Delegar permite al directivo tener tiempo para llevar a cabo aquellas tareas que tienen una prioridad muy alta. Una gestión eficaz supone dirección, apoyo, información y por último delegación. Mientras más tareas se llevan a cabo, más crece la productividad. Delegar tareas que, normalmente la gente no realiza, mejora la autoestima, aporta experiencia a los empleados para futuras contingencias, reduce el stress y la carga de trabajo del directivo. Una delegación del trabajo inteligente enriquece los puestos y mejora los resultados personales y laborales.

¿Por qué algunos directivos no delegan? Los directivos acostumbrados a hacer las cosas por ellos mismos, lo que tienen es un mal hábito y como tal es más o menos fácil de evitar. De forma más concreta, los directivos lo que temen en realidad son dos cosas: 1) que los empleados les fallen a la hora de llevar cabo la tarea, de forma que hagan las cosas peor no mejor, y 2) que la persona se promocione. Los empleados pueden delegar la responsabilidad frente a terceros y la autoridad pero no pueden delegar la responsabilidad personal. Otras razones son que los directivos creen que ellos son los que mejor llevan a cabo la tarea. Tal vez no se den cuenta que la delegación del trabajo es también una parte importante de su propio trabajo. Algunos directivos no saben lo qué es delegar, o no saben cómo hacerlo. Pero para ser un buen directivo, delegar supone una actividad fundamental. Veremos a continuación, cuando y qué delegar y a quién.

¿Cómo puede saber un directivo que delega muy poco? Varios indicadores nos muestran que un directivo está delegando muy poco: 1) se llevan constantemente trabajo a casa, 2) se ponen a realizar tareas de los empleados, 3) está muy pendiente de su trabajo y del de los demás,

4) continuamente se siente presionado y estresado, 5) va siempre corriendo por culpa de los plazos, 6) raramente cumple los plazos, y 7) sus empleados siempre le tienen que pedir autorización antes de actuar.

El proceso de delegación

Una parte importante del proceso de delegación es saber qué tareas delegar. Los directivos que saben delegar saben qué parte del trabajo hay que delegar, cuando hacerlo, y la persona correcta en la que delegar.

Cuándo y qué delegar. Estos dos aspectos son tremendamente simples si el directivo cuenta con una lisa de cosas que hacer priorizada, ya que son un *output* natural de la propia lista. Si el directivo quiere asegurarse que esta siguiendo el proceso de delegación correctamente, enumeramos a continuación las cosas que típicamente suelen delegarse:

- Trabajo administrativo: Son los empleados los que realmente escriben los informes, cartas,...

- Tareas rutinarias: Son los empleados los que en realidad hacen los inventarios, llevan las agendas, y realizan los pedidos.

- Cuestiones técnicas: Los mejores empleados del directivo son los que en realidad abordan las cuestiones técnicas y los problemas. Si no saben, debe proporcionársele formación para que puedan.

- Tareas que tengan un potencial de desarrollo. A los empleados les gusta aprender cosas nuevas. Es muy importante darles la oportunidad de mostrar lo que son capaces de hacer.

- Solución de problemas: El directivo debe formar a su personal para que sea capaz de resolver sus propios problemas. Si los empleados preguntan al directivo lo que tienen que hacer, el directivo debería responderles preguntándoles que creen ellos que deberían hacer. Con toda probabilidad que sabrán lo que tienen que hacer y captarán que no necesitan acudir continuamente al directivo y que pueden tomar ellos mismos todas las decisiones. De esta forma, el grupo será más efectivo y el directivo estará menos estresado.

Qué no debe delegarse. Entre las cosas que no deben delegarse, están claramente:

- Cuestiones de personal: evaluaciones de rendimiento, consejo, medidas disciplinarias, despido, y resolución de conflictos.
- Actividades confidenciales: (a menos que el directivo tenga autorización de sus superiores para delegarlas).
- Crisis: la mayoría de la crisis se dan porque el directivo no ha tenido tiempo para delegar o hacerlo correctamente.
- Actividades asignadas directamente al directivo por sus jefes.

En quién delegar. Este es el punto clave en el proceso de delegación por parte del directivo. El directivo ha de conocer perfectamente a su personal. Si elige con buen criterio, esto es, la persona que posee las cualidades, la intensidad en la necesidad de crecimiento y el tiempo necesarios para llevar a cabo la tareas asignada en el plazo previsto, el directivo tendrá no solo un empleado contento sino un buen resultado. Si el directivo no elige sabiamente, la persona puede fracasar, por ejemplo, debido a la inexperiencia, y puede que no sea culpa del subordinado, y por tanto, la tarea quede sin hacerse. Así, que es bastante importante tener en cuenta las cualidades del empleado y los requerimientos de la tarea. También es importante asegurarse que el empleado es capaz de trabajar bajo presión si los plazos son inminentes. Los directivos han de considerar cuando contratan a alguien si son capaces de recibir delegaciones de tareas.

Pasos para una delegación eficaz. Los siguientes cuatro pasos ayudan a asegurarnos que la tarea que necesita ser realizada se llevará a cabo y además correctamente. Estos pasos están íntimamente relacionados con el modelo de las características del puesto: fundamentalmente a nivel de las dimensiones básicas del trabajo, y de los estados psicológicos críticos. Los pasos para una delegación eficaz son: 1) explicar la necesidad de la delegación y las razones para seleccionar al empleado que la llevará a cabo; 2) establecer objetivos que definan la responsabilidad, el nivel de autoridad, y los plazos; 3) desarrollar un plan; y 4) establecer mecanismos de control y exigir responsabilidades a los empleados.

1. *Explicar por qué se delega la tarea y las razones para seleccionar a la persona.* A todo el mundo le gusta conocer el por qué de la cosas.

Si recuerdas el estado psicológico de "experiencia de trabajo significativo", es el momento donde el empleado experimenta el significado que la organización o el directivo ha querido darle al trabajo. Y explicarle a la gente el por qué han sido elegidos es algo normal y una buena forma de hacer que la gente se sienta valorada. El directivo ha de ser positivo, concienciar a la persona sobre cómo su trabajo puede beneficiar a los clientes, a su departamento y a ellos mismos. Los empleados deberían estar motivados, o al menos con predisposición, para llevar a cabo la tarea.

2. *Establecer un objetivo que determine la responsabilidad de la persona, el alcance de su autoridad, y el plazo.* Comunicar el objetivo y el resultado final, y el plazo. Definir la responsabilidad del empleado y el nivel de autoridad.

3. *Planificar la tarea.* Quizás el empleado puede planificar la tarea por si mismo, quizás necesite ayuda del directivo. Todo ello dependerá de su bagaje o si se está utilizando la delegación para desarrollar al empleado.

4. *Establecer mecanismos de control y exigir responsabilidades.* Obviamente si la tarea es sencilla y rápida, no se necesita de ninguna clase de mecanismo de control. Pero sí debería controlarse el progreso en tareas que tengan múltiples fases o que necesitan de algún tiempo para ser completadas. Es importante tomar en consideración las cualidades y la experiencia. A menores cualidades o experiencia del empleado, más frecuentemente se debería controlar el desarrollo de la tarea delegada.

Para tareas y proyectos complejos, será más evidente para todos, la necesidad de controles formales y exigencia de responsabilidades. Por un lado, esto genera un flujo de información muy saludable. Discutir y consensuar el tipo de mecanismo de control (llamada de teléfono, visita, nota informativa o informe detallado) y su horizonte temporal (diario, semanal, o después de que una determinada fase se haya completado) antes de que el trabajo se inicie, prevendrá futuros malos entendidos. Es también de mucha ayuda establecer mecanismos de control por escrito, distribuir copias de los mismos para que de esta forma todos los implicados tengan constancia de su existencia. También todos deberían tener anotados en su calendario cuando se realizarán los controles. Si alguien no aporta información sobre el desarrollo de su trabajo, el directivo debería averiguar el por qué. Valorar el rendimiento en cada momento que esté previsto el control y también cuando la tarea se finaliza es tremendamente útil ya que proporciona una retroalimentación inmediata (esto es equivalente al "conocimiento de los resultados del trabajo" del modelo de la características del puesto). Reconocer el progreso y la finalización con éxito de la tarea delegada es siempre un gran factor motivador.

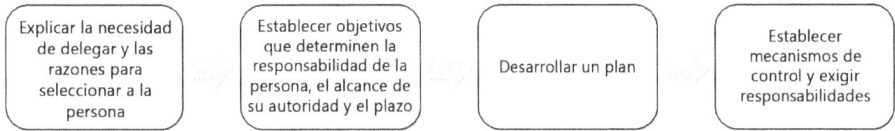

| Explicar la necesidad de delegar y las razones para seleccionar a la persona | Establecer objetivos que determinen la responsabilidad de la persona, el alcance de su autoridad y el plazo | Desarrollar un plan | Establecer mecanismos de control y exigir responsabilidades |

Figura 8: Pasos para una delegación eficaz.

Capítulo 11

LOS INDICADORES DEL CUADRO DE MANDO INTEGRAL COMO HERRAMIENTA PARA RENTABILIZAR LOS ESPACIOS DEPORTIVOS

Rosario Teva Villén

Alberto Nuviala Nuviala

INTRODUCCIÓN

No es posible entender en una organización deportiva el establecimiento, definición, relación y tipología de indicadores, sin tener un conocimiento previo de la metodología del Balance Scorecard o cuadro de mando integral (CMI).

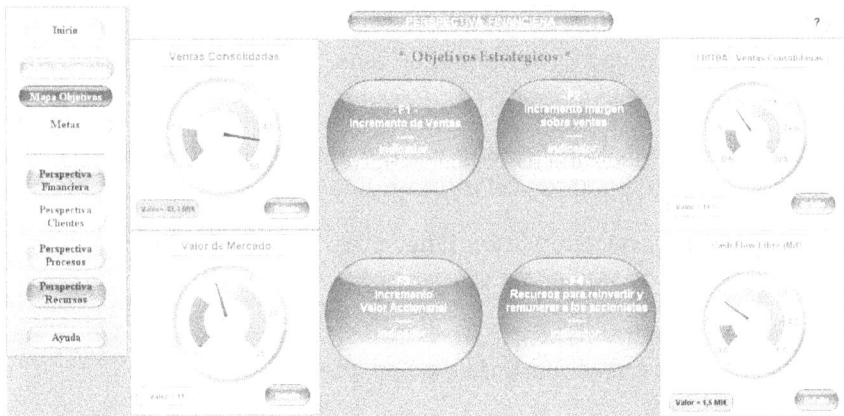

Figura 1. Modelo cuadro de mando integral de CMi Gestión

¿CÓMO SURGE EL CUADRO DE MANDO INTEGRAL?

La metodología del Balance Scorecard fue desarrollada por los profesores Kaplan y Norton (1992) después de realizar un estudio en varias empresas norteamericanas a principios de la década de los 90. De su estudio se desprendieron las siguientes conclusiones:

- "Los cuadro de mando utilizaban básicamente indicadores financieros".

- "El 90% de las compañías entendía que una comprensión de la estrategia les ayudaría a conseguir sus metas" sin embargo, "menos del 60% de los directivos y menos del 10% del personal comprendía la estrategia".

Desde la publicación de este primer artículo en 1992, el CMI ha evolucionado. Al principio, la novedad consistía en introducir indicadores no financieros que ayudaran a explicar estos resultados y a prever el futuro.

Después, en 1996 con la publicación del libro "The Balance Scorecard" de Kaplan y Norton la metodología empezó a ser utilizada como herramienta para la gestión estratégica aprovechando la potencia del mapa estratégico.

La última publicación del libro "The Strategy Focus Organization", (Kaplan y Norton, 2001), supone la consagración de la metodología del Balance Scorecard como herramienta clave para la implantación estratégica y la gestión del cambio.

En este capítulo intentaremos conocer dicha metodología y su aplicación en una organización deportiva.

En primer lugar, debemos tener claro que en la metodología del CMI intervienen los siguientes conceptos:

- Objetivos estratégicos.
- Perspectivas del cuadro de mando integral.
- Indicadores.

OBJETIVOS ESTRATÉGICOS

Los objetivos estratégicos determinan el fin/fines que se desean alcanzar en la organización deportiva. Su cumplimiento es clave para llegar a la consecución de la estrategia de nuestra entidad.

Es de gran importancia que los objetivos estratégicos determinen verdaderamente la estrategia de la empresa. Si no es así, el CMI será simplemente un conjunto de indicadores que nos dará datos sueltos de nuestra entidad deportiva.

La fijación de los objetivos estratégicos y el establecimiento de conexiones causa – efecto entre ellos, nos permitirá contar la historia de la estrategia de nuestra entidad y el cómo se esperan alcanzar los objetivos previstos.

Para una organización deportiva será suficiente definir entre 10 – 12 objetivos estratégicos (Viñas, 2009).

PERSPECTIVAS DEL CUADRO DE MANDO INTEGRAL

Según Kaplan y Norton (1996b), un CMI es un sistema global de objetivos, indicadores e iniciativas que de forma colectiva describen la estrategia de una organización y cómo dicha estrategia puede ser alcanzada.

El Cuadro de Mando Integral adopta cuatro perspectivas fundamentales que siempre mantienen este mismo orden.

– *Perspectiva económica – financiera (Financial)*. Agrupan los objetivos que nos permiten evaluar como generamos valor a través del aumento de la cifra de negocio, nuestra rentabilidad… En ella se incluyen indicadores relacionados con los ingresos generados en nuestra instalación, los gastos, así como otros ratios, como el porcentaje de impagos…

– *Perspectiva de clientes (Customer)*. Incluyen los objetivos que permiten saber si nuestros clientes están satisfechos con nuestros productos /servicios. En esta perspectiva se incluyen indicadores relacionados con la captación y satisfacción del cliente, tiempo de permanencia en nuestra instalación deportiva…

- *Perspectiva de procesos internos (Internal Business).* Constituida por los objetivos que nos permiten alcanzar la excelencia operativa de los procesos. En ella se incluyen todos los indicadores vinculados a la producción propia del servicio, es decir, como lanzamos un programa nuevo de actividad física y salud para personas mayores, como comunicamos un nuevo servicio en nuestra instalación, como puede ser el caso de un nuevo servicio de nutrición.

  Es de gran relevancia destacar que en esta perspectiva estaría incluido el mapa de procesos de nuestra organización deportiva.

- *Perspectiva de aprendizaje y desarrollo (Learning and Growth).* Esta perspectiva considera fundamentalmente la gestión de los intangibles. En ella se incluyen los indicadores que hacen referencia a las tecnologías que tenemos, a los recursos que dedicamos a la formación de nuestro personal, a las reuniones que mantenemos, a la comunicación que se genera entre las distintas áreas del centro y a las alianzas que se establecen con otras organizaciones.

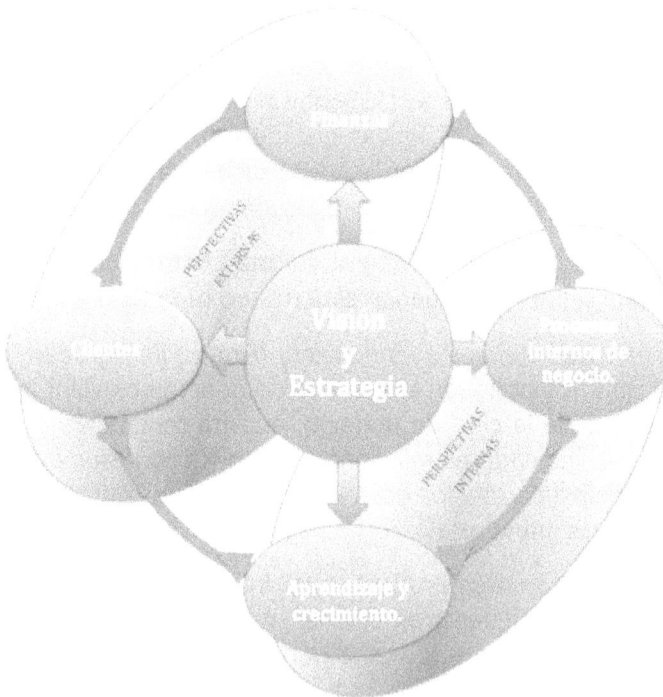

Figura 2. Perspectivas CRI

A su vez estas cuatro perspectivas podemos clasificarlas en:

- Externas: Los colectivos a la que representan son externos a la organización. Dentro de las cuales estarían:

    - La perspectiva financiera.
    - La perspectiva comercial o de clientes.

- Internas: Los colectivos a la que representan son internos a la organización. En ella estarían incluidas:

    - La perspectiva procesos internos.
    - La perspectiva aprendizaje y desarrollo.

Además estas cuatro perspectivas también pueden clasificarse en:

- Perspectivas financieras. Dentro de la cual estaría la perspectiva financiera como tal.

- Perspectivas no financieras. En este grupo se encuentran las perspectivas clientes, aprendizaje y crecimiento y procesos internos de negocio.

La importancia de la teoría del CMI radica en la interrelación entre las distintas perspectivas que permite que, al definir una estrategia de formación y crecimiento, sirva para definir las líneas de actuación desde la perspectiva interna de los procesos. Del mismo modo, los objetivos internos alcanzados inciden en la perspectiva externa de los clientes, lo que se traduce finalmente en resultados desde una perspectiva financiera y, en definitiva, en una mejora de los rendimientos globales.

Este sistema de interrelación continua entre las distintas perspectivas, es la clave del modelo del CMI

¿Cómo se integran las perspectivas del CMI con los objetivos estratégicos de una entidad deportiva?

A continuación pretendemos exponer un ejemplo práctico de cómo se integran las 4 perspectivas del CMI de Kaplan y Norton con los objetivos estratégicos de una organización deportiva.

Supongamos que nuestra entidad deportiva tiene, entre otros, el siguiente objetivo estratégico:

Objetivo estratégico	Ofertar nuevos servicios deportivos, salud y wellness en nuestra instalación deportiva

La integración de las 4 perspectivas en relación a este objetivo estratégico podría ser:

Perspectiva financiera	Aumentar en un 10% los ingresos globales generados por servicios deportivos de salud y wellness en nuestra instalación deportiva. Aumentar los recursos materiales y humanos para poder desarrollar el servicio.
Perspectiva del cliente	Regalo / promoción de un nuevo servicio asociado a la compra de servicios ya existentes en nuestra instalación.
Perspectiva del proceso interno	Modificar los espacios deportivos para poder ofrecer los nuevos servicios con los ya existentes.
Perspectiva de aprendizaje y conocimiento	Jornadas de formación al personal de las distintas áreas implicadas en relación a los nuevos servicios que se ofertarán.

INDICADORES EN LA GESTIÓN DEPORTIVA

Partiendo de la conocida frase "Si no podemos medir no podemos gestionar" comenzamos este apartado una breve reseña conceptual sobre los indicadores.

- INDICADOR: Variable que muestra la evolución en el tiempo de una dimensión de calidad de un proceso determinado.
- SISTEMA DE INDICADORES: Conjunto integrado por Indicadores, para los que se habrán definido jerarquías y relaciones, así como el mecanismo de diseño y revisión.

En la gestión de centros deportivos, un elemento de gran relevancia, es conocer la información disponible para poder tomar decisiones desde un punto de vista estratégico y diario.

En este sentido es importante valorar los diferentes indicadores de gestión que se utilizan en el día a día, ya que tradicionalmente solo se usaban indicadores de carácter económico y financiero, como la ratios de margen bruto, ventas, beneficios y en el mejor de los casos indicadores como número de socios, altas, accesos, rotaciones.

Este tipo de indicadores tradicionales (comerciales y económico – financieros) son **indicadores reactivos**, es decir, una vez que han pasado, difícilmente se pueden cambiar, por ejemplo, si conozco en el mes de noviembre los beneficios que obtuve en octubre, difícilmente en el mes de noviembre podré cambiar los beneficios que obtuve en el mes de octubre.

Por lo tanto además de disponer de este tipo de indicadores (reactivos), es conveniente contar con otro tipo de indicadores, conocidos como de **tipo proactivo**, es decir, indicadores que nos van a avisar antes de que los hechos ocurran, antes de llegar al análisis comercial y económico, de que algunas cosas están yendo mal o mejor de lo previsto.

En la gestión de instalaciones deportivas podemos clasificar los indicadores en:

- Indicadores estratégicos: inductores y de resultado.
- Indicadores clave: KPIs.
- Indicadores operacionales.

Tipología

Indicadores estratégicos: inductores y de resultado

Después de la identificación de los objetivos estratégicos de la organización, se deberá medir la consecución de dichos objetivos. Para ello se utilizará como herramienta de medición los indicadores estratégicos.

Estos indicadores podemos diferenciarlos en:

- Indicadores inductores. Los cuales miden las acciones que se realizan para conseguir los objetivos. Por ejemplo: horas de formación interna.

- Indicadores de resultado. Los cuales miden el grado de obtención de resultados. Por ejemplo: Incremento de las altas mensuales en un centro deportivo.

A continuación se expone un ejemplo:

Tabla 1. Ejemplo de indicadores de resultado e inductores.

Perspectivas	Objetivos Estratégicos	Indicadores de Resultado	Indicadores Inductores
Financiera	Conseguir más financiación de nuevos patrocinadores	Porcentaje de presupuesto proveniente de nuevos patrocinadores	Beneficios impositivos de los patrocinadores
Clientes	Aumentar la satisfacción de nuestros clientes	Nivel de satisfacción de nuestros usuarios	Porcentaje de mejora del nivel de satisfacción respecto del último cuestionario
Procesos internos	Mantener en perfecto estado nuestros espacios deportivos	porcentaje equipamiento operativo	Número promedio de revisiones por trimestre de cada espacio deportivo
Aprendizaje y crecimiento	Mantener una formación continua para los técnicos deportivos	Número de horas al año de formación / técnico	Número de cursos de perfeccionamiento

Al definir indicadores estratégicos debemos tener en cuenta que:

- Sean claros, no den origen a ambigüedades.
- Mantengan siempre el mismo nombre y la misma forma de medición.
- Cubran la totalidad de los ámbitos en los que trabaja la organización.
- La obtención del dato sea una tarea sencilla.

Indicadores Clave: KPIs (Key Performance Indicators)

Entre las características de los indicadores clave, cabe destacar que:

- Son los indicadores que miden los elementos más críticos para el éxito del negocio.
- Se miden frecuentemente (semanalmente).

- Estos indicadores pretenden medir otros aspectos distintos a los financieros.
- Deben tener impacto sobre varios objetivos estratégicos.
- Son indicadores inductores y proactivos que afectan positivamente al comportamiento de otros indicadores.

Indicadores Operacionales

Son aquellos que controlan los agentes que afectan a la consecución de los objetivos estratégicos.

- A corto plazo conducen la actuación de los individuos y orienta las acciones de mejora.
- A medio plazo permiten reajustar la Estrategia de la organización.

Conclusiones

- Los Indicadores Operacionales serán los más bajos en la jerarquía ya que por norma general sólo darán información de cómo se está realizando una actividad, pero no informan del estado del proceso global.

- Los Indicadores Clave, serán los segundos en importancia, ya que por lo general darán información de cómo está funcionando un proceso de forma global.

- Por último, los Indicadores Estratégicos, serán los más importantes, ya que darán información de cuál es el nivel de consecución de los objetivos planteados por la empresa.

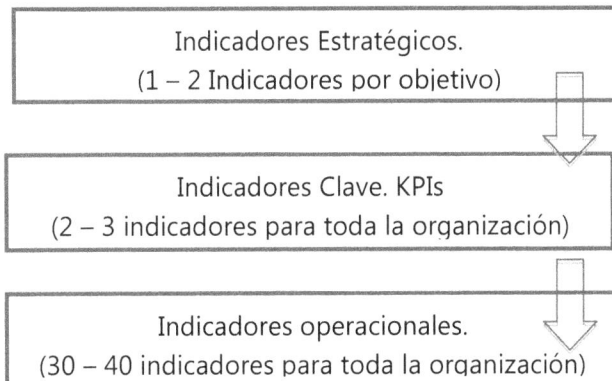

Indicadores Estratégicos.
(1 – 2 Indicadores por objetivo)

Indicadores Clave. KPIs
(2 – 3 indicadores para toda la organización)

Indicadores operacionales.
(30 – 40 indicadores para toda la organización)

Figura 3. Indicadores estratégicos, clave y operacionales.

Características de los indicadores

El cuadro de mando integral es una herramienta que plantea indicadores a cada una de las 4 perspectivas diferentes que hemos mencionado con anterioridad:

- Perspectiva económico – financiera.
- Perspectiva del cliente.
- Perspectiva del proceso interno.
- Perspectiva de aprendizaje y crecimiento.

Lo importante de estas 4 perspectivas es disponer de unos indicadores que sean:

- Fáciles de medir.
- Sean objetivos, es decir, que no dependan de las opiniones o partan de la subjetividad de una u otra persona que compongan el equipo directivo.
- Tengan una cierta periodicidad. Tendremos indicadores que dada su naturaleza solo se podrán recoger trimestral o semestralmente, pero debemos de tener también indicadores que se puedan recoger como mínimo mensualmente.
- Deben de cubrir la totalidad de los ámbitos en los que trabaja la organización.
- El dato debe obtenerse de una manera sencilla.

En este sentido, hemos de comentar, que muchas entidades deportivas demuestran con orgullo la utilización de su CMI, en el cual se observa el uso de diferentes indicadores, de los cuales un 75% son financieros.

Según Kaplan y Norton, creadores del CMI y basándose en el muestreo entre empresas que tuvieron éxito en la implementación del CMI, los indicadores de gestión deberían tener idealmente esta distribución:

- Financieros: 20%.
- Clientes: 24%.
- Procesos internos: 38%.
- Aprendizaje e innovación: 18%.

Construcción de un cuadro de indicadores

Una de las tareas más complejas es la decisión y definición de indicadores. Debemos tener en cuenta que los ICM se eligen para dirigir la atención de los directivos y empleados hacia esos factores que se espera produzcan avances competitivos de suma importancia para una organización.

Como recomendaciones a su diseño planteamos:

- Sencillez en los datos y cálculos.
- Presentación adecuada.
- Frecuencia de cálculo sistemática.

Existen varias posibilidades para la construcción matemática de indicadores:

- Indicadores de Número.
  - Por ejemplo: Total de niños con problemas de obesidad entre los 5 y 10 años.
- Indicadores de Porcentaje.
  - Por ejemplo: Porcentaje de adultos con escoliosis incorporados al programa de educación para la espalda.
- Indicadores de Promedio.
  - Por ejemplo: Promedio de meses de permanencia en nuestro centro deportivo por sexo.
- Indicadores de tasa:
  - Por ejemplo: Tasa anual de abandono de abonados.
- Indicadores de relación:
  - Por ejemplo: Relación entre hombres y mujeres que practican deporte en nuestro centro deportivo.
- Indicadores de brecha:
  - Brecha entre inscripciones y participación en actividades deportivas de libre uso entre mujeres y hombres en nuestra instalación deportiva.

La información recomendable que deben contener cada uno de los indicadores que se definan en nuestra instalación deportiva:

- Objetivo con el que se relaciona el indicador.
- Tipo de indicador.
- Nombre del indicador.
- Descripción.
- Fórmula de cálculo.
- Periodicidad en la medición.
- Valor actual.
- Meta propuesta.
- Metas parciales (en su caso).
- Responsable del indicador.

Ejemplos de indicadores por cada una de las perspectivas del CMI

Financieros

- Facturación.
- Cifra de ventas.
- Beneficios antes de impuestos.
- Beneficios netos.
- Beneficios por acción.
- Retorno de la inversión.
- Rentabilidad del capital.
- Rentabilidad de los activos.
- Amortizaciones.
- Gastos generales.
- Gastos financieros.
- Gastos por departamento.
- Costos por productos.
- Disminución de costos.

Clientes

- Cuota de mercado.
- Incremento de clientes.
- Retención de clientes.
- Satisfacción de clientes.
- Porcentaje de clientes que recompran.
- Porcentaje de clientes que compran más de un producto.
- Porcentaje de clientes que compran por recomendación de otras personas.
- Número de noticias favorables en medios de comunicación.
- Número de quejas de clientes.
- Número de devoluciones de clientes.

Procesos

- Tiempo de respuesta.
- Tiempo necesario para desarrollar nuevo producto.
- Tiempo de espera.
- Porcentaje de cumplimiento en los plazos de entrega.
- Porcentaje de ventas de los nuevos productos.
- Porcentaje de reprocesos.
- Porcentaje de servicios realizados puntualmente.
- Número de errores en pago a proveedores.
- Número de errores en facturación.

Personas

- Inversión dediça a formación.
- Porcentaje de empleados que han recibido formación.
- Número promedio de horas de formación.
- Porcentaje de empleados satisfechos con formación recibida.
- Productividad de los empleados.
- Índice de rotación.
- Índice de absentismo.
- Número de quejas de los empleados.
- Beneficios por empleados.

Caso práctico. Elaboración de indicadores en una instalación deportiva

Para la elaboración de un cuadro de mando integral de una instalación deportiva y el establecimiento de los distintos indicadores en función de cada una de las perspectivas es necesario implantar las siguientes fases.

- Fase 1. Realización de unos cálculos previos, para poder establecer indicadores acordes a nuestra instalación deportiva.

- Fase 2. Realización de un sistema de indicadores, teniendo en cuenta las distintas perspectivas del CMI.

- Fase 3. Definición de un cuadro de control de indicadores.

Fase 1. Realización de cálculos previos

Para poder fijar indicadores en nuestra instalación deportiva planteamos la necesidad de realizar una serie de cálculos previos en relación a:

A. La capacidad máxima de usos de la instalación deportiva.

B. El gasto real/anual por espacio deportivo.

C. Al coste / hora por espacio deportivo.

D. Al cálculo del gasto real por actividad.

La pregunta que todos nos formulamos es ¿Cómo consigo realizar esos cálculos?

A. Para calcular la capacidad máxima de usos de mi instalación deportiva debo de llegar a conocer los **usos máximos** que pueden tener cada uno de mis:

-   Espacios deportivos / hora.
-   Vestuarios / hora.

Para definir los usos máximos de cada uno de mis espacios deportivos debo tener en cuenta:

-   M^2 por espacio deportivo y/o número de calles del vaso y dimensiones de las mismas.
-   M^2 óptimos por persona. Este dato puede definirse en función de la normativa vigente o en función de los m^2 que nosotros estimamos como óptimos para que una persona desarrolle la actividad deportiva con calidad.

Para definir los usos máximos de nuestros vestuarios debemos tener en cuenta:

-   Tipo de vestuario: definir el público objetivo al que está destinado, abonados, equipos que entrenan o compiten, niños.
-   Número de metros lineales de banco por vestuario.
-   Número de metros lineales de banco que asignamos a cada persona. Tendremos que tener en cuenta el tipo de vestuario. Por ejemplo, el vestuario de un abonado destinará más cm de banco / persona que el vestuario de niños.
-   Cálculo de la capacidad máxima del vestuario simultáneamente.
-   Establecimiento del tiempo medio de permanencia (rotación) en minutos en el vestuario, lo que permitirá conocer la capacidad máxima del vestuario por hora.

Ya tengo definido el número de usos máximos de mi instalación deportiva. A partir de este dato puedo calcular el número máximo de abonados. Tendré en cuenta:

- La capacidad máxima / hora de la instalación (sin incluir vestuarios) por la variable frecuencia de asistencia.
- Las horas de alta demanda de usos de la instalación (entorno a 5 – 6 h /día).
- La frecuencia de asistencia de los usuarios a la instalación (entorno a 2 – 3,5 días por semana).

En el siguiente cuadro se expone un claro ejemplo del cálculo:

Capacidad máxima vaso	Horas de alta demanda	Frecuencia de asistencia	Número máximo de abonados
98	6	3.5	2058

B. Otro de los aspectos a calcular previamente es el gasto real / año / espacio deportivo. Para hacer este cálculo es necesario imputar a cada espacio los gastos que genera, diferenciándolos entre gastos generales y gastos específicos.

- Gastos específicos. Son los propios que generan el espacio deportivo. Estarían incluidos por espacio deportivo:
  - El material específico.
  - Los RRHH específicos, como técnicos deportivos. (Atención, en el cálculo que realizaremos a continuación no está incluido este concepto ya que este se incluirá en el apartado D).

- Gastos generales. En este apartado estarían incluidos entre otros los siguientes conceptos:
  - Suministros.
  - RRHH generales.
  - Promoción y comunicación.
  - Reparaciones.
  - Seguros.

Para calcular los gastos generales en función de los usos de cada espacio, tendré en cuenta los usos máximos por espacio anteriormente calculados y establecerá un porcentaje de uso a cada uno de los espacios, siendo el total de usos por espacio del 100%.

Por tanto el cálculo del gasto por espacio deportivo será:

Coste anual / espacio = Gastos Generales + Gastos específicos
(Excluidos los RRHH específicos)

C. Cálculo del coste hora / espacio deportivo.

Para poder realizar este cálculo contamos con el dato obtenido en el anterior apartado:

- El coste anual / espacio deportivo, y ahora necesitamos concretar.
- Las horas de apertura de cada espacio deportivo.

Para ello es idóneo definir un calendario de apertura anual de la instalación que contemple horarios, días festivos, días especiales.

La formula a aplicar es:

$$\textbf{Cálculo del coste hora/espacio deportivo} = \frac{\textbf{Coste anual / espacio deportivo}}{\textbf{Núm. de horas de apertura al año}}$$

D. Gasto real por actividad.

Por último, para calcular este dato, haremos uso del resultado obtenido en el apartado anterior:

- Coste hora/espacio deportivo, y calcularemos.
- Coste /hora del técnico.

Para el cálculo del coste / hora de técnico deportivo, tendremos que tener en cuenta su salario bruto, seguros sociales e IRPF por cuenta de la empresa.

La formula a aplicar sería:

Gasto real Actividad 1 = Coste hora / espacio + Coste hora / técnico.

A partir de este dato puedo definir costes mensuales, trimestrales o anuales por actividad y decidir si es o no rentable.

Fase 2. Realización de un sistema de indicadores, teniendo en cuenta las distintas perspectivas del CMI

Teniendo en cuenta las 4 perspectivas del cuadro de mando integral y la distribución porcentual que Norton y Kaplan establecen, deberíamos definir un número no superior a 7 indicadores por perspectiva.

A continuación exponemos un ejemplo de la realización de un sistema de indicadores en una instalación deportiva (tabla 2):

Tabla 2. Ejemplo de sistema de indicadores en una instalación deportiva

Perspectiva	Indicador	Medición	Responsable
Financiera	Gasto por espacio deportivo	Semestral	Responsable económico
	Ingreso por espacio deportivo	Semestral	Responsable económico
	Ratio impagos	Mensual	Responsable económico
	Coste asumido por la Adm. Publica	Anual	Responsable económico
Clientes	Distribución de abonados por franja de edad	Cuatrimestral	Responsable atención al cliente
	Distribución de abonados por tipología	Cuatrimestral	Responsable atención al cliente
	Evolución del número de altas/bajas por tipo de abonado	Semestral	Responsable atención al cliente
	Distribución de bajas de abonados por motivos	Mensual	Responsable calidad
	Índice de satisfacción de los usuarios	Trimestral	Responsable calidad
	Rotación de abonados	Trimestral	Responsable atención al cliente
Procesos internos	Número de quejas	Semestral	Responsable calidad
	Número de pedidos de compras realizados	Semestral	Responsable económico
	Tiempo medio hasta solucionar averías por topología	Semestral	Responsable instalaciones
	Ocupación por curso	Mensual	Responsable de Actividades
	Índice de evaluación de los técnicos deportivos	Anual	Responsable de Actividades
	Porcentaje de ocupación de los espacios deportivos	Cuatrimestral	Responsable de Actividades

Perspectiva	Indicador	Medición	Responsable
Aprendizaje e innovación	Número de cursos de formación realizados	Anual	Responsable calidad
	Número de asistentes al curso	Anual	Responsable calidad
	Número de software implantado	Anual	Responsable calidad
	Inversión tecnológica	Anual	Responsable calidad

Fase 3. Definición de un cuadro de control de indicadores.

Para definir un cuadro de control de indicadores este debe contener los elementos indicados en el apartado de "construcción de un cuadro de indicadores" de este capítulo.

A continuación presentamos un ejemplo del primer indicador del cuadro de control de indicadores, teniendo en cuenta el sistema de indicadores anteriormente expuesto en la fase 2.

Tabla 3. Ejemplo de cuadro de control de un indicador.

CUADRO DE CONTROL DE UN INDICADOR.											
Objetivo estratégico				**Tipo de indicador**			**Nombre del indicador**				
Controlar los gastos en la instalación deportiva				Financiero / Estratégico			Gasto por espacio deportivo				
Descripción							**Fórmula**				
Este indicador nos dará a conocer el coste que tiene cada uno de nuestros espacios deportivos por semestre							Coste del espacio_ por semestre = Gastos generales del 1º o 2º sem + Gastos específicos del 1º o 2º sem				
Periodicidad y periodo de medición (incluir valor en casilla blanca)											
1	2	3	4	5	6	7	8	9	10	11	12
9500 €						11200 €					
Meta propuesta							**Responsable**				
Menor de 10.000 € por espacio y semestre							Responsable económico				

Como podemos observar en este cuadro de control del indicador, el indicador se relaciona con un objetivo estratégico, está encuadrado en una de las 4 perspectivas del CMI (tipo de indicador), se identifica con un nombre, se detalla una descripción del mismo y la fórmula de obtención del mismo, se establece claramente la periodicidad, en qué periodo debemos medirlo y el valor y meta, que en el segundo semestre podemos comprobar que no se cumple. Por último el responsable debe asegurarse que se realiza esa medición.

BIBLIOGRAFÍA

- Atlas Consulting. (2010), *Cuadro de Mando Integral*. Trabajo presentado en la Universidad Pablo de Olavide, Sept, Sevilla.
- Ferrer, A. Mª. (2006). *Diseño de un Sistema de Indicadores de gestión asociado a la Calidad Total*. Extraído el 11/07/2011 desde http://upcommons.upc.edu/pfc/bitstream/2099.1/2977/19/54390-19.pdf
- Kaplan, R.S. y Norton, D.P. (1992) The Balanced Scorecard- Measures that drive performance. *Harvard Business Review, 70*(1), 71-79.
- Kaplan, R.S. y Norton, D.P. (1996). *The Balanced Scorecard*. Boston, MA: Harvard Business School Press.
- Kaplan, R.S., y Norton, D.P. (1996b). Using the balanced scorecard as a strategic management system. *Harvard Business Review, 74*(1), 75-85.
- Kaplan, R.S. y Norton, D.P. (1997). *El Cuadro de Mando Integral. The Balanced Scorecard*. Barcelona: Ediciones Gestión 2000.
- Kaplan, R.S. y Norton, D.P. (2000) *Cómo utilizar el Cuadro de Mando Integral. Para implantar y gestionar su estrategia*. Barcelona: Ediciones Gestión 2000.
- Kaplan, R.S. y Norton. D.P. (2001). *The Strategy-Focused Organization: How Balanced Scorecard Companies Thrive in the New Business Environment*. Boston, MA: Harvard Business School Press.
- Kaplan, R.S. y Norton, D.P. (2005). *Mapas Estratégicos*. Barcelona: Ediciones Gestión 2000.
- Kaplan, R.S. y Norton, D.P. (2006). Alignment. *Incrementando los resultados mediante el alineamiento estratégico de la organización*. Barcelona: Ed. Gestión 2000.
- López Hernández, A.M., López Viñegla, A. y Rodríguez Nieto, A. (2006). *El cuadro de mando integral como herramienta de gestión estratégica en entidades deportivas públicas y privadas*. Málaga: Instituto Andaluz del Deporte, Junta de Andalucía.
- Páez, F (2011) *CMI gestión*. Extraído el 11 de Julio de 2011 desde http://cmigestion.es/wp-content/uploads/2010/07/CMI-01.jpg
- Viñas, J. (2009). *El cuadro de mando integral y su implementación en una organización deportiva*. Extraído el 11/07/2011 desde http://www.gedaragon.com/docs/Noticias/DocumentoNoticia7.pdf

Capítulo 12

CONCEPTO, MEDIDA Y GESTIÓN DE LA CALIDAD EN LOS SERVICIOS DEPORTIVOS

Ferrán Calabuig Moreno
Juan Núñez Pomar

INTRODUCCIÓN

La gestión deportiva es un ámbito del deporte que está aumentando su producción científica aportando investigaciones que ayudan a mejorar el proceso de toma de decisiones de los gestores del deporte. Uno de los aspectos fundamentales es el relacionado con el análisis de los usuarios de los servicios deportivos, en concreto, el conocimiento de la calidad percibida y de la satisfacción del cliente pueden aportar datos para establecer la estrategia de la organización con el fin de aumentar su fidelidad, aumentar la eficacia y reducir los costes.

Las implicaciones que esto conlleva para la gestión de centros deportivos son muy interesantes por las posibilidades de modificar el servicio que se ofrece atendiendo a las percepciones de los usuarios. De ese modo se puede conseguir aumentar la calidad percibida y en consecuencia la fidelidad de los consumidores del servicio.

Este hecho es de especial importancia en servicios deportivos que apuestan por la excelencia y pretenden optimizar sus procesos para mejorar los servicios y finalmente obtener mejores resultados económicos como organización. En este capítulo abordamos la calidad de servicio desde una doble vertiente. Primero presentamos los conceptos de calidad y satisfacción desde la perspectiva del usuario, y posteriormente desde un punto de vista más técnico, realizamos una introducción al modelo de gestión de la calidad EFQM y sus aplicaciones en servicios deportivos públicos.

CONCEPTO DE CALIDAD DE SERVICIO

La conceptualización de la calidad de servicio ha sufrido una evolución considerable. Inicialmente se entendía la calidad de servicio como la evaluación de la realización del servicio según unas especificaciones prefijadas por los prestatarios. Posteriormente el concepto evolucionó hacia una concepción más humanista y relacionada con las percepciones del consumidor (Gil, 1995). Así pues, se pasa de considerar la calidad de servicio desde un punto de vista más objetivo y técnico hacia una visión más subjetiva. De este modo se introduce a la investigación de la calidad de servicio la percepción del consumidor. Se habla, pues, de calidad de servicio percibida.

La principal aportación para la investigación que se ha hecho sobre este constructo parte de Parasuraman, Zeithaml y Berry (1985, 1988), aportando un modelo de comprensión del concepto basado en el paradigma no confirmatorio aplicado a la satisfacción del consumidor. Este paradigma expone que la calidad de servicio percibida se explica a partir de la diferencia entre las expectativas iniciales del usuario y la percepción de resultado del servicio recibido. Estos mismos autores aportan, a partir de este modelo teórico, una escala de medida de la calidad de servicio percibida (SERVQUAL) aplicable, según ellos, a todas las categorías de servicio. Esta herramienta de medida se estructura en dos partes. Una sobre las expectativas y otra sobre el resultado de la experiencia de consumo. Además, añade ítems de puntuación de importancia del servicio. Pero esta forma de operacionalizar la evaluación de la calidad de servicio ha sido discutida por algunos autores al considerar que no es necesaria la introducción de las expectativas en su evaluación. En este sentido se encuentran numerosos autores (Carman, 1990; Cronin y Taylor, 1992) que han realizado investigaciones con extensiones del SERVQUAL mediante percepción de resultado y han obtenido resultados positivos, en ocasiones mejores que la herramienta original. Del mismo modo, hay autores que consideran que las dimensiones que aporta esta escala no son aplicables a todos los servicios.

Tal y como afirman Luna-Arocas y Mundina (1998) muchos investigadores definen la calidad de servicio percibida y la satisfacción como una experiencia subjetiva. En particular, algunos estudios han explorado el dominio empírico y conceptual de la satisfacción definida como un proceso, un flujo dinámico de interacciones multidimensionales entre las actividades conductuales, mentales y manifiestas que se dan después de la compra o uso del servicio. Del mismo modo se entiende que la calidad de servicio percibida es multidimensional y subjetiva.

La investigación sobre calidad de servicios deportivos y satisfacción del consumidor de deporte se está realizando desde diferentes puntos de vista. Desde la perspectiva del marketing aplicado al deporte, que es la que aquí se desarrolla y la que nos interesa, aporta trabajos realizados para determinar la satisfacción de los usuarios de servicios deportivos en España (Calabuig, Mundina y Crespo, 2010; Calabuig, Quintanilla y Mundina, 2008; Luna-Arocas y Mundina, 1998a y 1998b; Nuviala, Tamayo, Iranzo y Falcón, 2008; Rial, Varela, Rial y Real, 2010).

En el nivel internacional cabe destacar la aportación realizada por Kim y Kim (1995). Estos autores desarrollaron una herramienta de medida para estudiar la calidad percibida de los servicios deportivos en Korea, el QUESC. Las dimensiones obtenidas por el QUESC se centran en el ambiente, actitud de los empleados, fiabilidad, información, programación, consideración personal, precio, exclusividad, privacidad, conveniencia, estimulación y oportunidad social. No obstante, la aportación más relevante es la de Ko y Pastore (2005), los cuales aportan un modelo jerárquico compuesto por cuatro dimensiones y subdimensiones derivadas de cada dimensión. En la tabla 1 se puede observar la estructura de la herramienta que está compuesta finalmente por 49 ítems. La novedad de este modelo resulta en la introducción de la dimensión calidad del resultado, la cual se refiere a la medida en que el usuario al final ha recibido lo que realmente ha ido a buscar al centro deportivo.

En definitiva, el estudio y análisis de la calidad percibida y la satisfacción del consumidor de deporte va a reportar a los gestores una información muy valiosa para mejorar el proceso de toma de decisiones, pudiendo ajustarse de forma más precisa a las necesidades de los clientes, de manera que con usuarios más satisfechos se obtengan usuarios más fieles.

Para acabar de conocer los dos conceptos aquí tratados, en el siguiente apartado se exponen de forma breve las diferencias y similitudes entre la satisfacción y la calidad percibida.

Tabla 1. Estructura jerárquica del modelo SSQRS.

	Dimensiones	Subdimensiones
Calidad de servicio percibida	Calidad del programa	Variedad
		Horarios
		Información
	Calidad de la interacción	Relación cliente-empleado
		Relación entre clientes
	Calidad del resultado	Cambios físicos
		Utilidad
		Sociabilidad
	Calidad del entorno	Ambiente
		Diseño
		Equipamiento

DIFERENCIAS ENTRE LA CALIDAD PERCIBIDA Y LA SATISFACCIÓN

La calidad de servicio percibida puede ser entendida, como ya hemos visto anteriormente, como una forma de valoración global, similar a la actitud. Pero esta afirmación, muy extendida y aceptada, "presenta cierta duda" (Cronin y Taylor, 1992, p.57).

Oliver (1981) especifica que la actitud "es una orientación afectiva frente a un objeto y no implica sorpresa como concepto central" (p.41). Bolton y Drew (1991) dicen que "la actitud del cliente corresponde a una evaluación global del producto/servicio antes que a una evaluación de una transacción específica" (p.2). Por todo esto Cronin y Taylor (1992) entienden la calidad de servicio percibida "como una forma de actitud" (p.56) y Bitner (1990) identifica los dos conceptos, calidad de servicio percibida y actitud, al definirlos de la misma forma.

La calidad de servicio es un concepto más amplio que la satisfacción. Y respecto a esta última, la calidad de servicio se anuncia relativa pero no igual. La satisfacción del cliente, surge de la discrepancia entre expectativas primeras y percepción del resultado actual. Oliver (1981) matiza esta afirmación diciendo, que "la satisfacción puede ser entendida como una evaluación de la sorpresa inherente en una adquisición de producto y/o una experiencia de consumo" (p.27). Con esto se puede entender que la satisfacción es una reacción emocional que sigue a una experiencia asociada a una transacción específica. Mientras que la actitud es "la orientación afectiva relativamente duradera del consumidor hacia un producto, tienda o proceso" (Oliver, p.42). Así pues, la distinción entre calidad de servicio y satisfacción está en que "la calidad de servicio percibida representa un juicio global, o actitud, que es relativa a la superioridad del servicio, es la valoración de los clientes de la excelencia global" (Gil, 1995, p.42). En cambio, la satisfacción se asocia a una transacción específica y tiene un componente emocional mayor que la calidad percibida.

Esta distinción está ampliamente aceptada, aunque donde existen ciertas discrepancias es en qué concepto antecede al otro, si la calidad es antecedente de la satisfacción o al contrario. La perspectiva que actualmente encuentra mayor apoyo en el mundo académico es la que entiende que mejorando la calidad de servicio se conseguirá una mayor satisfacción del cliente.

Tabla 2. Diferencias entre calidad percibida y satisfacción.

Calidad percibida	Satisfacción
Actitud duradera	Estado emocional
Más estable y global	Cambia en cada acto de consumo
Más cognitiva/Racional	Más afectiva/experiencial
Antecedente de la Satisfacción	Consecuencia de la Calidad

Estas diferencias hay que tenerlas en cuenta en el momento del diseño de la herramienta y la redacción de los ítems, sabiendo que si se pregunta por los atributos del servicio normalmente se entenderá como calidad de los atributos y no como satisfacción. Por el contrario, para medir satisfacción las preguntas deben incluir aspectos más emocionales y de experiencias durante el uso de los servicios.

MEDIDA DE LA CALIDAD PERCIBIDA Y LA SATISFACCIÓN

Después de repasar los conceptos de calidad percibida y de satisfacción resulta necesario conocer cómo se pueden medir estos conceptos para desde un punto de vista profesional e interventivo poder conocer el servicio que se está prestando para poder actuar sobre él en función del los resultados obtenidos en la valoración.

Métodos de análisis de la calidad o satisfacción del usuario

Para evaluar la calidad de servicio o la satisfacción en un centro deportivo, se pueden utilizar dos métodos, el método indirecto o el método directo. El primero consiste en observar al cliente o usuario analizando sus comportamientos, las actitudes, las quejas y reclamaciones o analizar las bases de datos de nuestro servicio para detectar usuarios que han disminuido su frecuencia de asistencia o que han devuelto algún recibo. Nuestro interés se va a centrar en el método directo, pues el indirecto a través del cuadro de mando integral se aborda en otros capítulos.

El método directo consiste en preguntar directamente al cliente. Para ello se pueden seguir dos caminos que no son excluyentes sino todo lo contrario, es conveniente desarrollar a la vez. Nos referimos a las técnicas cualitativas y a las técnicas cuantitativas para analizar al usuario. Las técnicas cualitativas consisten en realizar entrevistas personales, dinámicas de grupo o grupos de discusión y círculos de calidad. En estos casos es importante seleccionar usuarios clientes que sean dinámicos y que tengan una predisposición positiva hacia la conversación. Una buena manera de escoger a estos clientes son los técnicos de actividades dirigidas, pues ellos conocen bien a los clientes pudiendo indicar un par de usuarios de cada grupo como posibles a entrevistar. Del mismo modo, el entrevistador puede observar las dinámicas de clase y después invitar a los clientes que estime oportuno a una reunión para hablar y valorar el servicio que están recibiendo.

Respecto a las técnicas cuantitativas, las encuestas o formularios de valoración del servicio recibido son los más utilizados. Estas encuestas pueden ser postales, telefónicas o realizarse en la misma instalación mediante un entrevistador o entregando el cuestionario para que lo rellenen los propios clientes sin ningún entrevistador que guíe al usuario. En todo caso, es necesario desarrollar un cuestionario para administrar a los clientes. A continuación vamos a realizar una breve introducción sobre cómo desarrollar estos instrumentos.

Elaboración de encuestas de calidad y satisfacción

Las encuestas tienen tres partes claramente diferenciadas:

a) Una parte inicial donde se explicará el objetivo de la encuesta, se indicará el anonimato de sus respuestas y que es de carácter voluntario. Finalmente se le agradecerá el tiempo que va a dedicar y se le explicará que su opinión será muy provechosa para la mejora del servicio.

b) Un cuerpo de la encuesta donde se realizaran las preguntas de todos los aspectos del servicio que se quieren valorar. Es conveniente introducir primero las preguntas más fáciles de responder y que menos compromiso personal le supone al entrevistado para que vaya cogiendo confianza con el cuestionario. Los aspectos más importantes a valorar se deben poner en la parte final del cuerpo de la entrevista, pues el encuestado ya conoce la dinámica de respuestas y ha podido perder la desconfianza inicial.

c) La parte final de la encuesta se reserva para las preguntas de carácter sociodemográfico y personal como la edad, la residencia, el género, los estudios,.... Estas respuestas son interesantes para después estudiar las respuestas en función del género, la edad, y otras características interesantes de los clientes.

Un buen método para elaborar el cuestionario es realizar un recorrido teórico de un cliente cuando entra en contacto con algún elemento del servicio. Así se podría iniciar con una pregunta sobre cómo se enteró de la existencia del servicio, valorar también la publicidad que le ha llegado, los accesos al centro, la atención del personal de recepción e información y la primera impresión respecto al edificio. De esta manera se pueden valorar todos los elementos (tangibles e intangibles) con los que el usuario entra en contacto en algún momento del servicio.

Las encuestas de calidad y satisfacción deben de realizar algunas preguntas que testen los elementos del servicio ofrecido. Esta opción es muy adecuada para los primeros trabajos de investigación, aunque es conveniente reducir las encuestas para que el tiempo que se dedique a su contestación no sea excesivo y el usuario no se canse y conteste de forma incorrecta. Así pues, la primera encuesta puede ser extensa pero uno de sus objetivos será el de conocer lo que el cliente-usuario realmente considera importante, pudiendo obtener esta información de los resultados de la propia encuesta y de las entrevistas personales anteriormente comentadas. De todos modos, recomendamos realizar una encuesta extensa cada dos años y otras evaluaciones parciales al menos una vez al año.

A nivel general estas encuestas deben realizar unas cuestiones que se adaptarán al tipo de servicio que se ofrezca, aunque en todos los casos es conveniente realizar una serie de preguntas relacionadas con los siguientes temas:

a) Satisfacción general sobre el servicio recibido.
b) Probabilidad de volver a utilizar o continuar con el servicio.
c) Deseo de recomendar la organización y sus servicios.
d) Percepción del servicio como de calidad.
e) Satisfacción con los diferentes elementos del servicio.

La cantidad y la formulación de las preguntas deben adaptarse a las necesidades y objetivos de la investigación así como a las características del servicio. En todos los casos se deben de dar todas las posibles opciones de respuesta en cada pregunta para que el encuestado no tenga ninguna duda o no conteste una pregunta por no encontrar su caso reflejado en las opciones ofrecidas.

Se pueden distinguir dos tipos de preguntas a incluir en un cuestionario; las preguntas abiertas y las preguntas cerradas. Las preguntas abiertas cuestionan sobre aspectos generales como: "Indíquenos lo que menos le ha gustado del servicio", o "indíquenos lo que más le ha gustado", o incluso se le puede pedir que sugiera algunas acciones para mejorar el servicio recibido. En todas ellas el espacio para responder será limitado (3-5 líneas).

Las preguntas cerradas no dejan opción a expresar la opinión del encuestado de forma subjetiva, debe de elegir una o más de las opciones de respuesta que se le ofrece. Se trata de este modo de cuantificar las respuestas. En la siguiente tabla se exponen algunas opciones de preguntas y respuestas cuantitativas.

Tabla 3. Posibles alternativas de pregunta y respuesta para encuestas de satisfacción y calidad percibida.

Tipo de pregunta	Tipo de respuesta
Dicotómicas	
"¿Habías asistido con interioridad?"	Sí, No, ….
Alternativas "¿Cómo te enteraste de las ofertas…?"	a) Por la prensa, b) Por la radio c) Por la TV.
Likert "Indica el grado de Satisfacción con …"	Totalmente Insatisfecho ☐ .. ☐ Totalmente Satisfecho Peor de lo esperado ☐ .. ☐ Mejor de lo esperado
Dif. semántico "Indica tus sentimientos con el uso de nuestro servicio"	Feliz | 2 | 1 | 0 | -1 | -2 | Infeliz

Dentro de las encuestas de valoración de los servicios, la parte fundamental y la razón de ser de la propia encuesta, es la inclusión de escalas que midan la calidad o la satisfacción. Estas escalas usan preferentemente las preguntas tipo Likert y diferencial semántico pues ofrecen muchas posibilidades en el análisis estadístico. La gradación de las respuestas puede abarcar desde los cinco hasta los diez puntos.

Existen diferentes escalas de calidad percibida y satisfacción de los usuarios en la literatura, que se pueden consultar para obtener una orientación de cómo desarrollar estas herramientas de gestión e investigación. Como hemos comentado en apartados anteriores, la escala más utilizada en el análisis de la calidad de servicio ha sido la SERVQUAL propuesta por Parasuraman et al. (1988). Son muchas las adaptaciones que se han realizado de esta escala a diferentes servicios. En los servicios deportivos existe una adaptación para organizaciones deportivas de Morales, Hernández-Mendo y Blanco (2009) que ofrecen una buena herramienta para aplicarla en servicios municipales deportivos.

A nuestro entender es conveniente, desarrollar las propias escalas de calidad de servicio o adaptarlas atendiendo a las características de cada categoría de servicio ya que sus características distintivas y únicas condicionan la percepción de la calidad del servicio prestado. En este sentido Calabuig et al. (2008) elaboran una escala de medida de la calidad de las Escuelas del Mar de la Generalitat Valenciana y, Nuviala et al., (2008) que desarrollan y validan una escala de satisfacción en un centro deportivo privado pueden ser un buen ejemplo a seguir.

Además de estas escalas es conveniente incluir escalas para determinar los motivos de asistencia a nuestras instalaciones y sobre las sensaciones experimentadas para poder desarrollar un estudio más completo y útil para establecer estrategias de marketing y gestión de recursos acordes con las necesidades de los clientes.

Con estos ejemplos se pretende ofrecer al lector una idea de las posibilidades que ofrece la gestión basada en datos acercándose de este modo a una administración científica de las organizaciones deportivas que permita la mejora de las políticas municipales de deporte.

Además, este desarrollo científico de la gestión deportiva, redundará en la traslación de criterios objetivos para la toma de decisiones en las organizaciones deportivas que puedan mejorar su funcionamiento, y que por extensión, repercutan en la calidad del bienestar y consumo de los ciudadanos, que es en definitiva el fin último que se busca en la gestión de los servicios deportivos públicos y privados.

En este contexto, la calidad como herramienta gerencial se ha presentado de la mano de las reformas ampliamente extendidas en las Administraciones Públicas en los últimos años como un recurso capaz de mejorar la gestión y atender así demandas relacionadas tanto con las necesidades del ciudadano (eficacia), como de la propia Administración (eficiencia), considerándose como el principal tópico relacionado con la creciente tendencia a ubicar al cliente en el centro de las actuaciones públicas (Williams, Saunders y Staughton, 1999).

Las políticas relacionadas con la calidad se han diversificado mucho y plasmado en distintas herramientas de forma similar al sector privado. Iniciativas de "cartas ciudadanas" (compromisos o estándares de calidad), planes estratégicos, cuadros de mando integral o Sistemas de Gestión de Calidad Total se han implantado con un rasgo común en todos los casos, que es la ubicación del ciudadano en el centro de todas las actuaciones (diagnóstico, desarrollo, implementación y evaluación) de las políticas públicas.

LOS MODELOS DE GESTIÓN DE CALIDAD TOTAL Y LA ADMINISTRACIÓN PÚBLICA

Aún con el riesgo de caer en una simplificación excesiva, si hemos de clasificar a la Administración Pública como organización productora, lo es sin duda de servicios (Butler y Collins, 1995).

Esta ubicación permitirá afrontar las principales aproximaciones al desarrollo de la calidad del servicio y sus peculiaridades. Estas aproximaciones vienen del ámbito del marketing de servicios por un lado, y de los Sistemas de Gestión de Calidad Total por otro.

Ambas pueden considerarse necesariamente complementarias. Las aportaciones del marketing y los Sistemas de Gestión de Calidad a la Administración deben ser aclarados también, dado que, lejos de constatarse un consenso en cuanto a la idoneidad de la utilización de herramientas de gestión ampliamente extendidas en el ámbito privado en el sector público, existe un amplio debate que afecta a la idoneidad, oportunidad y necesaria adaptación de métodos y criterios de mercado a la Administración.

Tal y como hemos adelantado, esta premisa ha de ser matizada en el ámbito de la Administración pública, pero, aún así, existe un elevado consenso en cuanto a la necesidad de que ésta se oriente al ciudadano y mejore, a través de fórmulas de gestión más apropiadas, su eficacia y eficiencia.

La relación entre marketing y los SGCT se establece en términos de una necesaria complementariedad. Blanche (2000, pp. 125-133) aboga por una integración de lo que considera disciplinas complementarias (marketing y calidad total), renunciando a *"inútiles combates fronterizos"*, dado que entiende que *"cada uno de sus conceptos y sus instrumentos se inscribe de modo notable en una visión de conjunto totalmente coherente con la gestión empresarial (...)"* (p. 126). Para Ishikawa, la duda a cerca de la relación marketing-calidad total se resuelve con la afirmación *"el marketing está en todas partes"* (Blanche, 2000, p. 131).

Por lo que respecta a SGCT, y tanto en el ámbito privado, como en el público, es necesario para la adecuada orientación al cliente la existencia de *"un sistema rector/directivo para la integración de los distintos recursos y la gestión del proceso del servicio"*, ya que la *"organización ha de tener competencias para desarrollar los recursos necesarios para gestionar e implementar el proceso del servicio en la dirección que cree valor para cada consumidor"* (Grönroos, 2001).

Esta necesidad se ha plasmado, en el ámbito de gestión de las organizaciones a lo largo de las tres últimas décadas, en el desarrollo de modelos que se han convertido en estructuras sobre las que desarrollar las políticas de calidad total.

Estas estructuras o modelos se denominan Sistema de Gestión de Calidad, y pueden definirse como "la estructura organizativa, las responsabilidades, los procedimientos, los procesos y los recursos necesarios para llevar a cabo la gestión de la calidad" (Berlinches, 1988, p. 7).

Entre ellos, el modelo EFQM (Modelo Europeo de Excelencia Empresarial) nace en 1991 con el fin de impulsar la gestión de la calidad. Una de sus características definitorias en su *"carácter no- prescriptivo"*, esto es, el reconocimiento de que *"la excelencia sostenida en todos los resultados de una organización se puede lograr mediante distintos enfoques"* (EFQM, 2003a). Con carácter orientador, que no director, el modelo se basa en ocho principios generales de la excelencia, que se despliegan a partir de un ciclo de mejora *planificar-hacer- comprobar-revisar*, denominado *REDER* (RADAR en el original inglés), cuyas siglas hacen referencia a los conceptos *resultados, enfoque, despliegue, evaluación y revisión*.

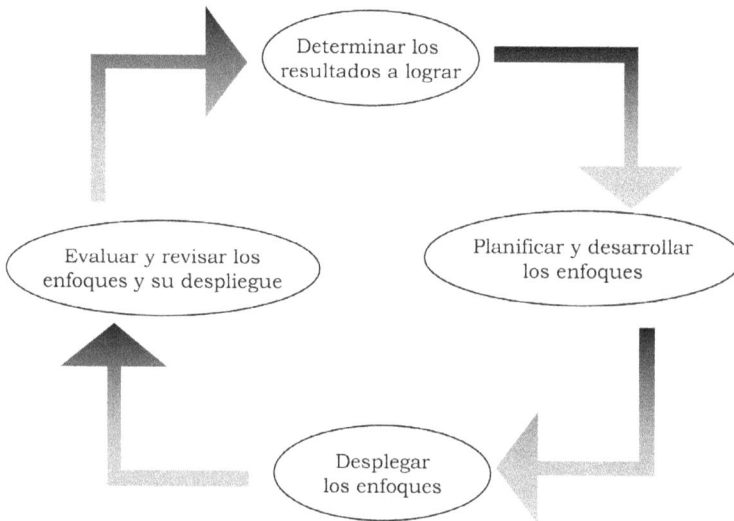

Figura 1: Esquema lógico REDER (Membrado, 2002, p. 34).

Este ciclo básico se desarrolla sobre la estructura del modelo, compuesta por un total de nueve apartados denominados *criterios*, categorizados a su vez en dos grandes grupos:

a) Los *agentes facilitadores* (cinco en total), que constituyen lo que la organización hace para obtener los resultados deseados.

b) Los *resultados* (los cuatro restantes), que representan los resultados conseguidos por la organización con el despliegue de los agentes facilitadores.

Con ello, EFQM señala como agentes facilitadores los criterios *liderazgo, personas, política y estrategia, alianzas y recursos y procesos* (figura 2), y como resultados, los criterios *resultados en las personas, resultados en los clientes, resultados en la sociedad y resultados clave*.

Los criterios se dividen a su vez en sub-criterios, y cada sub-criterio se ilustra con unos *puntos guía* que tratan de ejemplificar los que la organización ha de hacer para desarrollar el criterio (Bou, Escrig, Roca y Beltrán, 2005).

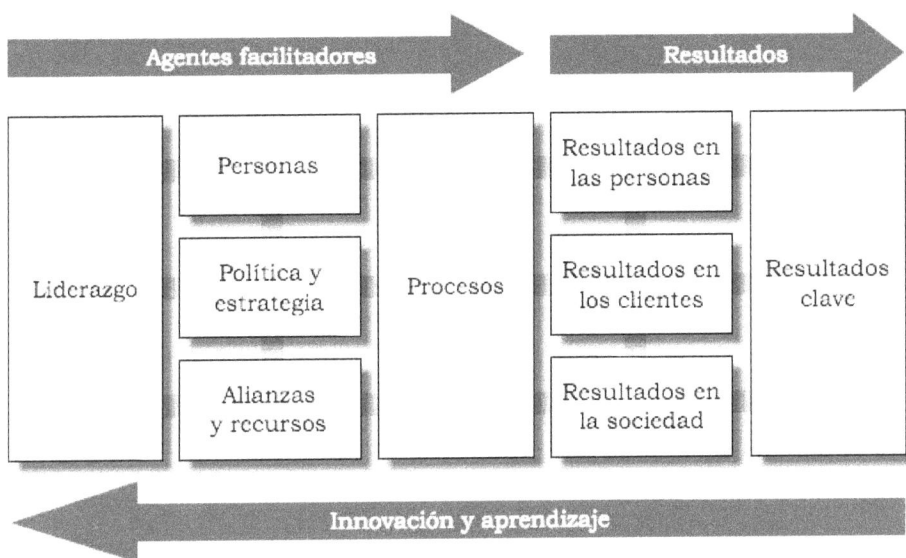

Figura 2: El Modelo EFQM de Excelencia (EFQM, 2003b, p. 12).

En esencia, se trata de una estructura que señala como, a través de la adecuada gestión de los agentes facilitadores, pueden obtenerse unos satisfactorios resultados.

Mientras que el modelo es ampliamente aceptado en el ámbito de la gestión, en el ámbito académico se ha señalado la escasa investigación destinada a validar tanto la consistencia interna del modelo, como las relaciones entre los distintos *agentes facilitadores*, las relaciones entre los distintos criterios de *resultados*, y las relaciones causales entre los *agentes facilitadores* y los *resultados*.

Bou et al. (2005), señalan que se han llevado a cabo aproximaciones parciales al estudio de esta relación, con algunas evidencias de relación entre criterios. Las conclusiones de su estudio con empresas españolas ponen de manifiesto una relación fuerte entre *agentes facilitadores* y *resultados*, (siempre y cuando todos los elementos del modelo sean abordados global y no parcialmente), y una fuerte relación de los *agentes facilitadores* entre sí, y los criterios de *resultados* entre sí, que refuerzan también la tesis del modelo de la necesidad de una aproximación holística a la excelencia.

El modelo EFQM se concibe fundamentalmente como una herramienta de organización facilitadora del aprendizaje y la mejora continua, pero también como una herramienta de evaluación.

APLICACIÓN PRÁCTICA DE LOS SGCT: EFQM

La extensión del modelo EFQM en el ámbito público no puede cuantificarse en términos absolutos, si bien si se ha constatado una presencia amplia en el ámbito europeo, aunque más destacada en unos países que en otros (MAP, 2003, pp. 75-91). En algunos casos, el modelo EFQM es incluso impulsado desde los propios gobiernos. Es el caso, a modo de ejemplo, del Reino Unido, donde el modelo ha sido especialmente recomendado para el sistema nacional de salud (Jackson, 1999), y de España, donde el modelo es fomentado por el Ministerio de Administraciones Públicas (MAP, 2001), y utilizado por Gobiernos Autonómicos como Andalucía, Madrid, Comunitat Valenciana y Castilla y León, y por Entidades Locales (Alcobendas, Esplugues de Llobregat, Paterna, etc.).

Como se puede ver, las adecuaciones llevadas a cabo para adaptar el modelo se limitan a reconocer algunas peculiaridades del sector público, tales como su régimen estatutario del personal, su papel promotor más que vendedor, y su peculiar régimen económico-financiero. No obstante, existe escasa investigación que constate si las evidentes diferencias entre organizaciones públicas y privadas requieren de adaptaciones más profundas de los modelos de excelencia (Eskildsen, Kritensen y Juhl, 2004).

La progresiva incorporación de estrategias de calidad en el sector público choca con las escasas evidencias de medición de la satisfacción del cliente, y con la tendencia a inclinarse por evaluaciones a través de indicadores de rendimiento, fundamentalmente económicos (McAdam y Saulters, 2000). Kelly (2005) señala que en el sector público no se puede establecer una relación causa – efecto entre mejora del rendimiento interno y satisfacción del ciudadano, y que ésta última necesita ser evaluada directamente.

Los aspectos prácticos más destacados en la implantación de los modelos y la posterior gestión en base a ellos se resumen de forma adecuada en lo que EFQM define como "principios de la excelencia", y que funcionan como principios rectores del modelo en su aplicación práctica:

Tabla 4: Los principios de la excelencia según el modelo EFQM (elaborada a partir de EFQM, 2003c, pp. 7-9).

PRINCIPIO	CONCEPTO
Orientación hacia los resultados	Alcanzar resultados que satisfagan a todos los grupos de interés de la organización.
Orientación al cliente	Crear valor sostenido para el cliente.
Liderazgo y coherencia	Ejercer un liderazgo con visión, inspirador y coherente.
Gestión por procesos y hechos	Gestionar por sistemas, procesos y datos interrelacionados.
Desarrollo e implicación de las personas	Maximizar la contribución de los empleados a través de su desarrollo e implicación.
Proceso continuo de aprendizaje, innovación y mejora	Motivar el cambio aprovechando el aprendizaje para crear innovación y oportunidades de mejora.
Desarrollo de alianzas	Desarrollar y mantener alianzas que aporten valor.
Responsabilidad social de la organización	Comprender y dar respuesta a las expectativas de sus grupos de interés y la sociedad superando los mínimos legales.

Tanto la literatura como las investigaciones propias (Núñez, 2006), evidencian la oportunidad de las estrategias de calidad en el ámbito de la gestión deportiva pública, debiendo tenerse en cuenta, además:

1. Es necesaria una evaluación previa a la implantación del sistema que determine la estructura y cultura organizativa previa, y recoja datos de entorno y rendimiento organizacional, como base para el diseño de la implementación y el posterior análisis del impacto de la misma.

2. Se necesita una perspectiva a largo plazo para que se evidencien mejoras de clima laboral en la percepción de las personas de la organización.

3. El impacto de la implantación en las personas de la organización estará en función del departamento al que pertenezcan.

4. Es necesario un diseño independiente de implementación para cada departamento, atendiendo a las características de los puestos y sus posibilidades de participación.

5. Es necesario tener en cuenta las limitaciones existentes en materia de gestión de RRHH en el contexto de la Administración Pública de cara a establecer el apropiado sistema de implantación.

6. Se necesita una perspectiva a largo plazo para que se evidencien mejoras en la percepción del cliente de la calidad del servicio.

7. Es necesario un diagnóstico preciso de factores de contexto que pueden mediatizar o condicionar los resultados de satisfacción del cliente para obtener una perspectiva de la evolución del sistema en este aspecto.

8. Es necesario tener en cuenta las limitaciones en planificación estratégica de la Administración Pública de cara a la adecuada gestión de las expectativas del cliente.

9. Se evidencia la mejora de resultados de rendimiento de la organización a corto plazo.

10. El establecimiento de una gestión basada en procesos y hechos posibilita la mejora de los indicadores de rendimiento de la organización en el corto plazo.

11. La relación entre satisfacción de las personas y calidad de servicio y rendimiento organizacional pone de manifiesto la necesidad de integrar a las organizaciones prestadoras de servicios en el sistema de gestión de calidad, estableciendo objetivos, estrategias y programas conjuntos.

BIBLIOGRAFÍA

- Berlinches, A. (1988). *Calidad*. Madrid: Paraninfo.
- Bitner, M. (1990). Evaluating Service Encounters: The Effects of Physical Surroundings and Employee Responses. *Journal of Marketing, 54,* 69-82.
- Blanche, B.C. (2000). *Marketing y calidad total*. En Laboucheix, V. (Dir.) *Tratado de la calidad total*. (Pp. 125-163). México: Ed. Limusa.
- Bolton, R. y Drew, H. (1991). A Longitudinal Analysis of the Impact of Service Changes on Customer Attitudes. *Journal of Marketing, 55,* 1-9.

- Bou, J.C., Escrig, A.B., Roca, V. y Beltrán, I. (2005). To what extent do enablers explain results in the EFQM excellence model? *International Journal of Quality & Reliability Management, 22*(4), 337-353.
- Butler, P. y Collins, N. (1995). Marketing public sector services: concepts and characteristics. *Journal of Marketing Management, 11*, 83-96.
- Calabuig, F., Mundina, J. y Crespo, J. (2010). Eventqual: Una medida de la calidad percibida por los espectadores de eventos deportivos. *Retos: Nuevas Tendencias en Educación Física, Deportes y Recreación, 18*, 66-70.
- Calabuig, F., Quintanilla, I. y Mundina, J. (2008). La calidad percibida de los servicios deportivos: Diferencias según instalación, género, edad y tipo de usuario en servicios náuticos. *Revista Internacional de Ciencias del Deporte, 4*(10), 25-43.
- Carman, J.M. (1990). Consumer perceptions of service quality: An assessment of the SERVQUAL dimensions. *Journal of Retailing, 66*, 33-55.
- Cronin, J.Jr. y Taylor, S. (1992). Measuring service quality: A reexamination and extension. *Journal of Marketing, 56*, 55-68.
- Dorado, A. y Gallardo, L. (2005). *La gestión del deporte a través de la calidad.* Barcelona: Inde.
- EFQM. (2003a). *Introducción a la excelencia.* Madrid: Club Gestión de Calidad.
- EFQM. (2003b). *Conceptos fundamentales de excelencia.* Madrid: Club Gestión de Calidad.
- EFQM. (2003c). *Modelo EFQM de excelencia.* Madrid: Club Gestión de Calidad.
- Eskildsen, J., Kristensen, K. y Juhl, H.J. (2004). Private versus public sector excellence. *The TQM Magazine, 16*(1), 50-56.
- Gil, I. (1995). *La Conceptualización y Evaluación de la Calidad de Servicio al Cliente Percibida en el Punto de Venta.* Madrid: Club gestión de calidad.
- Grönroos, C. (2001). The perceived service quality concept: A mistake? *Managing Service Quality, 11*(3), 150-152.
- Jackson, S. (1999). Exploring the possible reasons why the UK Government commended the EFQM excellence model as the framework for delivering governance in the new NHS. *International Journal of Health Care Quality Assurance, 12*(6), 244-253.
- Kelly, J.M. (2005). The dilemma of the unsatisfied customer in a market model of public administration. *Public Administration Review, 65*(1), 76-84.
- Kim, D. y Kim, S. (1995). QUESC: An instrument for assessing the service quality of sport centers in Korea. *Journal of Sport Management, 9*, 208-220.
- Ko, Y.J. y Pastore, D. (2005). A hierarchical model of service quality for the recreational sport industry, *Sport Marketing Quarterly, 14*, 84-97.
- Luna-Arocas, R. (1998). Segmentación psicográfica y marketing deportivo. *Revista de Psicología del Deporte, 13*, 121-133.
- Luna-Arocas, R. y Mundina, J. (1998a). La satisfacción del consumidor en el marketing del deporte. *Revista de Psicología del Deporte, 13*, 147-155.
- Luna-Arocas, R. y Mundina, J. (1998b). El marketing estratégico del deporte: satisfacción, motivación y expectativas. *Revista de Psicología del Deporte, 13*, 169-174.

- MAP. (2001). *Guía de autoevaluación para la Administración Pública. Modelo EFQM de Excelencia. 3a edición*. Madrid: MAP-BOE.
- MAP. (2003). *La Administración al servicio del ciudadano europeo*. Madrid: MAP.
- McAdam, R. y Saulters, R. (2000). Quality measurement frameworks in the public sector. *Total Quality Management, 11* (4-5-6), 652-656.
- Membrado, J. (2002). *Innovación y mejora continua según el modelo EFQM de excelencia*. Madrid: Díaz de Santos.
- Morales, V., Hernández-Mendo, A. y Blanco, A. (2009). Evaluación de la calidad en organizaciones deportivas: adaptación del modelo Servqual. *Revista de Psicología del Deporte, 18*(2), 137-150.
- Núñez, J.M. (2006). *La implantación de un sistema de gestión de calidad total en un servicio deportivo: el caso del Ayuntamiento de Paterna*. Tesis Doctoral. Universitat de València.
- Nuviala, A., Tamayo, J. A., Iranzo, J. y Falcón, D. (2008). Creación, diseño, validación y puesta en práctica de un instrumento de medición de la satisfacción de usuarios de organizaciones que prestan servicios deportivos. *Retos. Nuevas tendencias en Educación Física, Deporte y Recreación, 14*, 10-16.
- Oliver, R.L. (1981). Mesearument and evaluation of satisfaction processes in retail settings. *Journal of Retailing, 57*(3), 25-48.
- Parasuraman, A., Zeithaml, V. y Berry, L. (1985). A Conceptual Model of Service Quality and its Implications for Future Research. *Journal of Marketig, 49*, 41-50.
- Parasuraman, A., Zeithaml, V. y Berry, L. (1988). SERVQUAL: A multiple-item scale for measuring consumer perceptions of service quality. *Journal of Retailing, 64*, 12-37.
- Rial, J., Varela, J., Rial, A. y Real, E. (2010). Modelización y medida de la Calidad Percibida en centros deportivos: la escala QSport-10. *Revista Internacional de Ciencias del Deporte. 18*(6), 57-73.
- Williams, C.S., Saunders, M.N.K. y Staughton, R.V.W. (1999). Understanding service quality in the new public sector. An exploration of relationships in the process of funding social housing. *The International Journal of Public Sector Management, 12*(4), 366-379.

www.ingramcontent.com/pod-product-compliance
Lightning Source LLC
Chambersburg PA
CBHW080608270326
41928CB00016B/2966